# 国家自然科学基金科研仪器研制项目
# 成果汇编（医学）

国家自然科学基金委员会 ◎ 编

ZHEJIANG UNIVERSITY PRESS
浙江大学出版社
·杭州·

**图书在版编目（CIP）数据**

国家自然科学基金科研仪器研制项目成果汇编 ：医学 / 国家自然科学基金委员会编. -- 杭州 ：浙江大学出版社，2022.8

ISBN 978-7-308-22865-7

Ⅰ．①国… Ⅱ．①国… Ⅲ．①医学－科研项目－科技成果－汇编－中国 Ⅳ．①R-12

中国版本图书馆CIP数据核字 (2022) 第133030号

**国家自然科学基金科研仪器研制项目成果汇编（医学）**
国家自然科学基金委员会　编

---

**出版事务统筹**　国家自然科学基金委员会科学传播与成果转化中心
**责任编辑**　陈　宇
**责任校对**　赵　伟
**封面设计**　林智广告
**出版发行**　浙江大学出版社
　　　　　　（杭州市天目山路148号　　邮政编码　310007）
　　　　　　（网址：http：//www.zjupress.com）
**排　　版**　杭州林智广告有限公司
**印　　刷**　浙江海虹彩色印务有限公司
**开　　本**　889mm×1194mm　1/16
**印　　张**　7.75
**字　　数**　180千
**版 印 次**　2022年8月第1版　2022年8月第1次印刷
**书　　号**　ISBN 978-7-308-22865-7
**定　　价**　68.00元

---

# 资助与展望

科研仪器研制项目是国家自然科学基金资助体系的重要组成部分，医学科学领域科研仪器研制在提升我国医学科技创新能力、培养医工交叉人才等方面起到了积极推动作用。书中回顾了医学科学领域科研仪器研制项目实施以来的申请和资助情况，展示这类项目在原创性科研仪器研制、关键技术突破和高端科研人才培养等方面取得的成效，针对问题和挑战，提出建议，并对未来发展方向进行了展望。

医学科学领域科研仪器研制项目始于1998年，国家自然科学基金委员会（以下简称自然科学基金委）为落实1997年全国科研条件工作会议提出的"将科学仪器基础研究纳入国家自然科学基金资助范围，特别支持创新性的新型仪器研究"精神，根据原国家科委"九五"计划中科学基金"要设立专项基金、开辟适当渠道资助一些新型的、有特色的科学仪器和装备的研制和更新"的部署，设立了科学仪器基础研究专款项目。2011年，为进一步贯彻落实《国家中长期科学与技术发展规划纲要（2006—2020年）》，推动我国重大科研仪器设备自主研制工作，中央财政拨专款设立国家重大科研仪器设备研制专项，资助具有重大科学意义的原创性科研仪器设备的研制。2014年，科学仪器基础研究专款项目与国家重大科研仪器设备研制专项合并，更名为国家重大科研仪器研制项目，项目资助定位：对促进科学发展、开拓研究领域具有重要作用的原创性科研仪器设备的研制；通过关键核心技术突破或集成创新，用于发现新现象、揭示新规律、验证新原理、获取新数据的科研仪器设备的研制；具有广泛应用前景的新颖科学仪器和部件的研制。

国家重大科研仪器研制项目目前分为部门推荐和自由申请两个亚类，其中部门推荐类适用于经费预算在1000万元及以上的项目，自由申请类适用于预算小于1000万元的项目。国家重大科研仪器研制项目的资助期限为5年，合作研究单位不超过5家。

## 一、申请与资助情况

医学科学领域科研仪器研制项目自启动以来，1998—2020年共申请718项，其中94项获得资助，整体资助率为13.09%。从依托单位看，共有36家依托单位获得资助，其中相对比较集中的单位包括华中科技大学、中国科学院深圳先进技术研究院、北京大学、浙江大学及中国人民解放军总医院。从项目申请人看，共有82名申请人获得资助，一些项目因完成情况和连续性较

1

好，持续获得资助。从年度顺序看，1999—2009年，项目申请和资助数量较少，年申请数量不超过7项，资助少于3项。2010年之后，项目的申请和资助数量呈上升趋势，2010年申请31项，其后每年均超过50项，资助数量也随之增加。总体来看，仪器项目申请量一是与医学科学部的发展密切相关，随着医学科学部的设立，整个医学科学领域2010年各类申请项目总数突破了3万项，2021年各类申请项目总数更是突破了8万项，医学科学领域科研仪器的需求和研究也随之增长；二是医学科学部每年召开以医学科学领域科学仪器研究为主题的学术交流会，扩大科技界对该类项目的资助定位和申请要求的理解，促进科学问题的凝练和学科交叉融合，促进申请量提升；三是2011—2013年同时设立科学仪器基础研究专款和国家重大科研仪器设备研制专项两类项目，这三年的申请项目数较多。

从科研经费和项目类型看，截至2020年底，医学科学领域科研仪器类项目共资助经费86267.42万元，其中科学仪器基础研究专款项目30项，国家重大科研仪器设备研制专项8项，国家重大科研仪器研制项目56项。从资助成果来看，不仅形成了一系列高水平学术论文和专利，研制了很多如人体肺部磁共振成像（MRI）等在临床和科研中发挥重要作用的仪器，还培养了一批高水平科研团队。

## 二、各分支领域的资助成果分析

从资助项目的领域看，医学科学领域科研仪器研制项目主要分布在超声成像、超声治疗、磁共振成像、光学成像、临床治疗以及生物细胞检测等6大领域。

在超声成像领域，自然科学基金委共资助项目10项，涉及颅脑损伤检测、心肌硬度彩色成像、脑小血管成像超分辨及动态成像、乳腺疾病、皮肤疾病与肝纤维化进展智能分析等方面超声设备的研发。"介入超声心肌硬度彩色成像"项目研制了小直径心腔内超声探头（具有超声显像、超声辐照、心肌活性评估、药物投送功能等多种功能），开发了集诊断治疗于一体的原型样机。"基于声辐射力的二维定量超声弹性成像系统研究"项目建立了复杂声场环境下生物组织所受声辐射力的计算方法，研究了剪切波与生物组织微形变控制及其生物力学特性量化关系，研制出剪切波超声弹性成像高速电子部件和样机，初步建立了利用超声弹性成像技术检测乳腺癌的方法体系。该领域资助项目形成高水平论文多篇，包括 *Radiology*、*Advanced Functional*、*Materials*、*Biomaterials* 等，申请专利40项，获授权专利34项，培养研究生32人。

在超声治疗领域，自然科学基金委共资助项目10项，取得了丰硕的研究成果。"低功率超声分子显像与治疗系统研究"项目将超声分子成像设备、超声微泡触发装置、超声分子成像监控及后处理技术与超声分子探针有机结合，研发了低功率超声分子显像与治疗系统，实现了超声分子显像及药物体内定位递送、定点释放和疗效评价一体化，为开展超声分子显像诊断与治疗提供了研究平台。该项目成果获得重庆市自然科学奖一等奖，开发的国产超声造影剂已进行成果转化。"基于超声辐射力的深部脑刺激与神经调控仪器研制"项目研制了大规模阵元面阵超声辐射力发生器、磁共振导航超声脑深部刺激和反应监测仪，开发了超声敏感离子通道遗传操作技术，能够对脑深部核团和神经环路开展无创、多点和特异性的刺激与调控，为脑疾病的临床诊疗和研究提供了新的工具。该项目关键成果获得国家技术发明奖二等奖、何梁何利"科学与技术创新"奖、中国科协求是杰出青年成果转化奖和首届全国"创新争先"等多项奖励。"球形聚焦集声系统的研究"项目经过五年协同攻关，研制了具有自主知识产权的球形聚焦集声仪器系统，实现了亚波长量级精细焦域和$10^9$Pa量级超高声压，建立了超高声压球形腔驻波聚焦理论和超高声压测量方法，并开展超声乳化柴油、破碎金刚石单晶及切断金属材料的探索性研究，在生物医学、声化学、材料科学中展示出良好的应用前景。"低频低强度聚焦超声介导液气相变微泡空化肿瘤治疗仪"项目研发了一款能介导液气相变纳米微泡空化且具有声学超常透镜结构的低频、低强度、可聚焦的仪器，能规避肋骨等障碍物对超声的散射/反射效应，在肿瘤组织间质内和肿瘤血管内产生空化效应，直接杀伤肿瘤细胞。该治疗仪实时监控靶区微泡空化效应，在恶性肿瘤的治疗方面具有很好的临床潜力。从学术成果看，该领域所资助的项目共发表高水平论文多篇，包括 *Cell*、*Nature*、*Science* 等，申请国内专利39项，获授权专利84项，国际专利37项，获授权专利23项，出版学术专著4部，培养研究生40人。

在磁共振成像领域，自然科学基金委共资助项目10项。"用于人体肺部重大疾病研究的磁共振成像仪器系统"项目研制了国内首台人体肺部磁共振成像仪器，获得了基于超极化$^{129}$Xe气体的肺部磁共振影像，发展了对慢性阻塞性肺疾病（COPD）的微结构和呼吸功能的全面、定量成像技术，为实现肺部微结构和气体交换功能成像打下了基础。"基于高场磁共振的三维动态温度测量与调控系统"项目研制了一套基于3T高场磁共振的温度测量与控制的实验系统，具有无创三维动态温度测量、靶向加热与精确温度控制、图像引导与定位等功能，为与温度相关的免疫、代谢和神经功能调控机制、温敏药物释放和超声消融治疗等提供了研究平台。"面向猕猴脑科学研究的高清晰磁兼容小动物PET成像系统"项目研制了高清晰、高灵敏和磁兼容小动物PET成像系统，实现了PET/MRI同时成像，成像效率和空间分辨率处于国际领先水平。该领域所资助的项目形成高水平论文多篇，包括 *Journal of Organic Chemistry*、*Optics Express*、*Acta Biomaterialia* 等，申请国内外专利175项，获授权专利83项，获得省部级奖励4项，培养研究生86人。

在光学成像领域，自然科学基金委共资助项目31项。"小动物光学多模融合分子影像成像设备"项目研制了同机融合生物自发光断层成像、激发荧光断层成像、契伦科夫荧光断层成像、X射线断层成像和磁共振兼容成像等5种成像模态的小动物光学多模融合分子影像成像设备，将在体微小肿瘤的最小有效检测直径由5mm突破到2mm。项目通过建立光学多模融合成像模型和智能快速断层重建算法，实现小动物体内探针分布的三维成像。项目研发的光学分子影像手术导航系统，已在国内多家医院开展临床应用。"三维无惯性快速扫描多光子显微成像仪器"项目研制了以AOD/DMD为核心器件，能在X、Y、Z三个方向快速无惯性扫描成像的多光子显微成像仪器，可以在三维空间记录神经回路中多个细胞的功能活动，为神经回路高分辨成像、脑智能解析、脑疾病发生机制及治疗提供了研究工具。"高精度医学信息立体空间透视融合装置"项目研制了高精度医学信息立体空间透视融合装置与显微悬浮装置，在高清晰立体显示、空间透视融合和原位显示装置、多模态影像信息采集处理系统、实时人性化交互界面等关键技术方面取得重要进展，研制的空间透视原位显示装置在神经外科、骨科等应用中显示出良好的前景。"用于易损斑块研究的血管内光/声多模态、多尺度成像系统"项目研制了以光声显微技术为核心，兼有超声和OCT成像功能的在体血管内光/声多模态成像系统，其可以对斑块微结构进行高分辨成像，在体捕获斑块组分并分析斑块演化过程。该领域所资助的项目形成高水平论文多篇，包括*Nature*、*Theranostics*、*IEEE Transactions on Visualization and Computer Graphics*等，出版学术专著13部，申请国内专利188项，获授权专利183项，申请国际专利9项，获授权专利3项，完成科研成果转化2项，市场价值超过4000万元。项目成果获得全国创新争先奖状1项、北京市技术发明奖二等奖1项、中国生物医学工程大会青年优秀论文二等奖1项、国际学术会议贡献奖5项，培养研究生152人。

在临床治疗领域，自然科学基金委共资助项目15项，涉及肿瘤介入、手术引导、消化内镜、颅脑损伤和血管腔内消融等方面的设备研发。"影像引导智能微波消融仪研制"项目研制的智能影像引导微波消融设备，将三维可视化、热场模拟及监控、微波消融仪整合一体，实现了个体化有限元模型建模、自动穿刺路径规划、实时热场监控，解决了个体化治疗规划、温度场监控等问题，使微波消融更加精准规范，促进了肿瘤微波消融技术的研究和临床推广。"分散式磁锚定腹腔内手术机器人的研制"项目通过将磁锚定技术、腹腔镜技术、微机器人技术及激光刀技术相结合，成功研制出分散式磁锚定激光刀微手术机器人系统，有效减少单孔腹腔镜手术器械间干扰，提高了操作精准性及安全性。该领域所资助的项目形成高水平论文多篇，包括*Nature Communications*、*IEEE Transactions on Biomedical Engineering*等，申请专利74项，获授权国内专利51项，获授权国际专利1项，项目成果获得陕西省自然科学奖二等奖1项，完成科研成果转化1项，培养研究生29人。

在生物细胞检测领域，自然科学基金委共资助项目18项。"天然药物中目标物快速'识别鉴定'二维色谱仪"项目，以高表达受体细胞膜色谱（CMC）技术为核心，研制出新型阀控系统、目标鉴定单元和开发智能信息化系统，可以从复杂体系中筛选发现目标成分，测量细胞膜受体与药物间的分子相互作用特性。"全自动食源性致病菌快速检测设备研制"项目通过整合纳米、生物传感、机械自动化等技术，研制了全自动食源性致病菌快速检测设备，可用于食源性致病菌生长预测模型研究和细菌性疾病的早期临床诊断。"高效高速逆流色谱仪的研制与应用"

项目通过建立适用于高速逆流色谱的柱效理论，设计制造了具有自主知识产权的超高分离效率的分析型和新型高速逆流色谱仪器，可用于药物原料的大规模快熟纯化。"基于微流控芯片的全自动胎儿有核红细胞分析仪"项目研制了微流控芯片的有核红细胞染色仪和芯片耗材，其能够从孕妇外周血中捕获鉴定胎儿有核红细胞，分析胎儿的染色体和基因信息，为唐氏综合征等染色体异常疾病的早期诊断提供依据。该领域所资助的项目形成高水平论文多篇，包括 *Biomedical Microdevices*、*Journal of Nanobiotechnology*、*Nanotechnogy* 等，申请专利39项，获授权专利55项，培养研究生28人。

### 三、思考与展望

"工欲善其事，必先利其器"，科学仪器是人们认识世界、改变世界的工具。现代科学发展历程表明，重大科研成果的取得和科研领域的开辟，通常以科学仪器和技术手段上的突破为先导。国家重大科研仪器研制项目的设立与实施，有效促进了我国医学科研水平的提升，提高了我国在关键仪器设备领域的研发水平，取得了一大批优秀学术成果，培养了高端仪器研制人才，部分关键仪器设备达到国际领先水平，提升了我国医学尖端科研仪器的研发水平，在维护人民生命健康中发挥了重要作用，如肺部气体磁共振成像在新冠肺炎患者肺功能检测中发挥了巨大作用。

科学管理对医学科学领域科研仪器研制项目的顺利实施发挥了重要作用。目前，自然科学基金委对仪器项目的管理工作，主要通过设立监理工作组、召开年度交流、中期检查、结题验收等多种形式完成。监理工作组可以监督检查项目的质量控制和进度、技术状态及技术风险情况，向依托单位和项目组织部门随时报告监理过程中出现的问题。医学科学部根据医学科学领域的需求和特殊要求，每年组织召开项目负责人和不同学术背景的专家参加的学术交流会，通过现场报告和学术交流，拓展科研思路、明确科研目标、优化仪器性能以及促进交叉合作。项目结题后通过后评估进行再次评价，指标包括报告论著、学术创新、运行稳定、效益水平、国际交流和人才培养等。评估促进了不同科研团队的交流学习，提高仪器项目的管理水平和完成质量。

科研仪器研制项目实施二十多年来也在一些方面表现出不足，如个别项目进度缓慢、资助项目实施主要集中于个别单位、合作单位的作用发挥不够、研制风险难预测等。对此，今后应着重强化以下几个方面工作。

交叉融合，集成创新。随着医学科学和社会需求等方面的发展，只有不断创新，才能在医学科学领域科研仪器研制的理论、技术和应用等方面取得突破。此外，医学科学领域科研仪器的研制是多领域多学科的集成融合，离不开与工程学、信息学和材料学等相关学科的交叉，更需要不同领域和不同团队间的沟通和共同协作。项目组交叉合作中的协调和保障，对解决项目实施中出现的新情况以及项目的完成至关重要。

需求牵引，多方推动。从资助项目的依托单位看，医学科学领域科研仪器研制项目资助单位相对比较集中，受资助单位有限，尚有很多科研单位也具有明显的仪器研制优势，有很大潜力可挖掘。研究者瞄准"卡脖子"技术背后的关键科学问题，通过多方投入和推动，充分发挥企业、单位和行业部门的优势，实现多学科交叉融合创新，把仪器研制项目做大做强。

超前布局，夯实基础。医学科学领域科研仪器研制项目的资助规模每年不足10项，远远满足不了要求，在此建议，部分研究团队可以先申请代码下设有检测及治疗的医学器件和仪器的面上项目，实现部分技术创新或突破，为国家重大科研仪器的研制奠定基础。

准确定位，稳步推进。个别重大科研仪器研制项目进展缓慢甚至延期，可能与目标过高，对困难预估不足有关，有些是原材料或实验材料采购困难，特别是新冠肺炎疫情等突发情况影响了研究工作的进展。因此，需要对技术方案的充分论证和拟研制仪器在关键技术方面进行可行性评估，分析可能存在的困难并制定替代方案，保证项目的顺利开展。

踔厉奋发，自立自强。相信在国家自然科学基金尤其是国家重大科研仪器研制项目的稳定支持下，我国医学科学领域的仪器设备研发会得到更好、更快的发展，实现技术突破，取得原始创新，摆脱目前部分大型医疗设备依赖进口的困境，为人民生命健康提供更有力的保障。

国家自然科学基金委员会医学科学部：彭羽华　倪　明

李恩中　谷瑞升

徐岩英　孙瑞娟

国家自然科学基金委员会计划与政策局：郝红全　赵英弘

郑知敏

# 目 录 CONTENTS

## 光学成像

## 临床治疗

# 超声成像

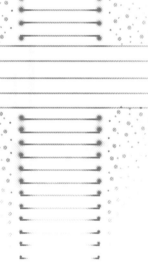

# 介入超声心肌硬度彩色成像仪

心肌局部及整体病变可导致相应位置硬度改变。重庆医科大学黄晶教授团队通过研制新型多功能环周扫查模式心腔内超声导管，获取心脏短轴动态图像序列以及心腔内压力变化，从心肌力学特性的角度为冠心病及心脏舒张功能异常的诊断提供新视角。

介入超声心肌硬度彩色成像仪的原创性、科学价值及关键技术指标先进性如下。

（1）由于目前国内对多晶阵环周超声探头的研制存在技术上的困难，同时国外的类似腔内探头无法满足课题分析的需要，因此团队调整原有方案，成功研制出目前国内最小的心腔内超声探头。

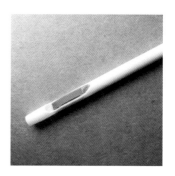
▲ 影像超声导管

（2）仪器除了常规超声显像功能外，其多功能导管还整合了超声辐照、心肌活性评估、再生药物投送等功能，降低了单纯有创介入诊断带来的局限性，开发出集诊断、治疗于一体的原型机。团队通过动物实验，观察到较为满意的心腔内超声成像质量，并通过斑点跟踪技术为心肌应变成像提供心肌活性信息，其可指导经心内膜基因注射的靶点选择，通过心肌注射促血管生长因子可显著促进心肌组织血管再生。该研究的开展为冠心病血管再生及肥厚型心肌病心肌化学消融治疗的原型仪器和新型治疗方法提供了探索方向。

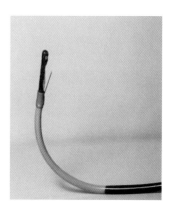
▲ 32晶阵多功能超声导管

（3）仪器的关键技术包括在7F外径导管下实现可控弯操控，可弯曲角度为90°～135°；有64晶阵纵轴式超声成像探头；有30°～45°夹角的可伸出式注射针，外径为0.014in（1in≈2.54cm）；可发射最大声功率为3W的超声辐照消融换能器；有与国产影像超声匹配的影像支持及可程序化控制的主机系统等。

（4）仪器的显著特征包括微创化；局部影像引导，在使治疗部位更明晰的同时还能实现无射线的绿色消融；可同时或分别实现超声辐照消融和注射化学消融；可通过超声影像等方式及时观察治疗效果。

相关研究成果形成论文多篇，获授权发明及实用新型专利5项，产出多功能超声导管成像治疗仪及导管系统原型仪器1套。

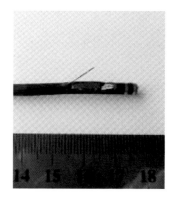
▲ 64晶阵多功能超声导管

　　仪器可通过进一步研发改进，为肥厚型心肌病定点消融、心律失常内膜下病灶消融、乳头肌消融及良恶性肿瘤的微创局部治疗等提供目前技术尚有局限的新型治疗方法。

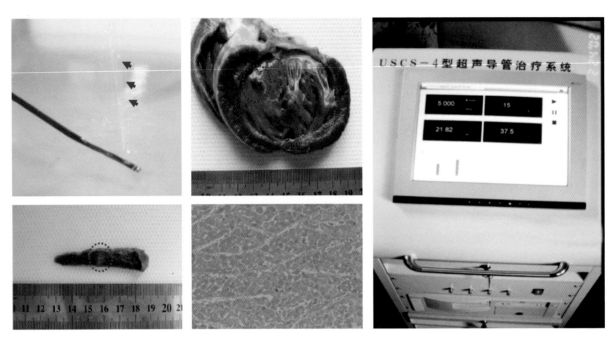

▲ 显示发射消融超声喷射的水柱的心肌消融效应　　　　　▲ 导管治疗仪主机

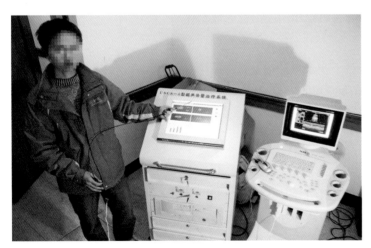

▲ 与超声影像配套的导管超声治疗系统

黄晶，dr.hj@aliyun.com，重庆医科大学

# 基于声辐射力的二维定量超声弹性成像仪

肝脏和乳腺疾病的早期诊疗属于重大公共卫生问题，肝硬化和乳腺癌具有高致死率，早期诊断是提高治愈率和改善预后的关键。医学超声成像是肝脏和乳腺疾病早期影像筛查的首选方法，但传统 B 超成像由于利用组织声阻抗差异散射声波的机制，早期弥漫性病变声阻抗差异不明显，肝硬化检测敏感性差和乳腺癌检测特异性差已成为严重瓶颈问题。在器官病变过程中，组织弹性模量参数会剧烈变化，利用超声波力学效应实现对人体组织生物力学参数的高灵敏、无创定量测量，是超声影像技术的重大革新，能为肝硬化和乳腺癌等疾病的临床早期诊断提供关键依据。

中国科学院深圳先进技术研究院郑海荣研究员团队创造性地提出声辐射力操控组织微形变弹性成像技术，即以纵横波转变与测量为核心，研制可整体运行的基于声辐射力的二维定量超声弹性成像仪器，并进行了一系列离体、在体动物测量试验和人体健康志愿者试验。团队突破了梯度声场合成与诱发剪切波理论，声辐射力场的扫描式聚焦的动态调控方法与焦点位置控制，声辐射力脉冲序列和成像脉冲序列的切换与控制，二维声信号快速互相关算法及组织偏移量化分析研究，互高信噪比的超声电路设计研究。团队创建了具有完全自主知识产权的超声剪切波弹性成像关键技术体系，通过对已标定弹性体模测量结果的比较，验证了仪器样机的测量准确性和可重复性，技术已达到国际先进水平。

针对超声弹性成像的理论、方法、技术和应用等方面，该仪器实现了以下几个创新与突破。

（1）建立声辐射力诱导剪切波及超声定量弹性成像理论和方法。团队创造性地提出通过声场调制实现超声波由纵波向横波的转变，发明复杂声场环境下生物组织所受声辐射力的计算方法，解决剪切波与生物组织微形变控制及其生物力学特性量化关系的核心问题。基于声操控技术的方案本质上不同于国际上基于平面波的弹性成像技术，并已获得知识产权保护。

（2）研制剪切波超声弹性成像高速电子学部件和样机。团队发明了对声辐射力有发射脉冲序列和成像脉冲序列的高速捕捉、高速切换技术，对探测剪切波的超声射频回波信号进行动态波束合成和高速采集；发明声辐射力–成像双模线阵超声探头，解决了探头产生声辐射力时温度高、稳定性差、寿命短的难题。

（3）初步建立利用超声弹性成像技术无创检测乳腺癌的方法体系。团队创建了乳腺肿瘤的良恶性判别体系，该样机的弹性模量测量精度和检测上限分别达 0.5kPa 和 500kPa，均优于国际同行报道的最高水平。

仪器由深圳市一体医疗科技有限公司和深圳迈瑞公司实施关键技术的产业化和推广应用，先后研制了两类超声弹性成像产品。产品被全国大批医院广泛应用，并出口至美国、英国等多个国家和地区。超声弹性成像这一高端功能使得新产品表现出强劲的市场竞争力和国际竞争力，产生了显著的经济效益和社会效益。

成果在国内外核心期刊发表论文多篇，申请发明专利11项，参加国际和国内相关学术会议并作会议分组报告5次，获得2017年度国家技术发明奖二等奖。

结合目前国际前沿的超声超快成像、超分辨成像、深度学习成像等新技术，研发国际领先的高端超声成像产品，也为我国实现高端医学影像设备的跨越式发展带来了新的机遇。

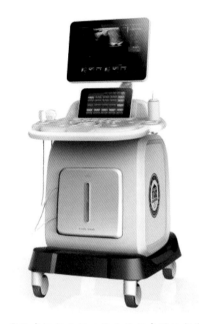

▲基于声辐射力的二维定量超声弹性成像仪

牛丽丽，ll.niu@siat.ac.cn，中国科学院深圳先进技术研究院

# 具有造影功能的国产便携式超声诊断仪

超声造影又称声学造影技术，被誉为继二维超声、多普勒和彩色血流成像之后超声影像领域的"第三次革命"。造影剂微泡与周围组织声阻抗差明显，故可改变声波在组织间的吸收、反射、散射和折射，从而使所在部位的回声信号增强。借助静脉注射造影剂和超声造影成像技术，能够清楚显示微细血管和组织血流灌注，增加图像的对比分辨率。超声造影技术自20世纪60年代应用于心脏检查以来有了很大发展，与CT和MRI相比，该技术的优越性包括检查的实时性强、检查费用相对较低、安全性好、设备便于搬运、无过敏反应等。随着仪器性能的改进、新型声学造影剂的出现以及新的超声成像技术的研究，超声造影正在进一步开拓临床应用范围，这不仅提高了常规灰阶、彩色多普勒超声的诊断水平，也在分子影像学和靶向治疗方面展现出良好的发展前景。超声造影在疾病诊断中发挥着重要的作用，我国已将超声造影费用纳入医保范围，但整体而言，我国超声诊断仪器，特别是造影技术自主化程度与欧美等发达国家相比差距明显，在超声医学新技术的研发、关键产品的自主研制、临床规范化治疗等方面，尚不能满足我国人民健康的需求。目前，我国超声造影临床应用研究水平的发展很大程度上借助于价格高昂的进口超声造影仪器，仅2012年，我国进口国外高端超声诊断仪3400台，进口额为36亿元，其中具备造影功能的彩超占65%。正因如此，我国在医疗设备和服务上的一系列高额支付，成为我国医疗费用过快增长和人民看病贵的重要原因。

超声造影诊断技术的研究包括两部分：一是造影成像技术的研究和探索；二是造影诊断仪的临床转化应用。对于超声造影成像技术的研究，国外起步较早，技术产业化发展也很早，目前几乎所有的国际大型医疗器械公司都在大力开展超声造影技术的研究开发和应用，并相继推出具有超声造影成像功能的高性能超声诊断产品，同时针对造影成像技术、设备、方法申请了数量众多的发明专利，逐渐构建起专利技术壁垒。

在临床转化方面，中国人民解放军总医院第一医学中心超声诊断科唐杰研究员团队应用具有自主知识产权的具有造影功能的国产超声诊断仪开展临床研究，针对肿瘤早期预警及治疗疗效评估、心血管疾病、腹部实质脏器战创伤伤情诊断、分类及治疗等，以循证医学为基础，经科学的方法和临床验证的规范化超声造影诊疗路径，综合评价该技术在提高超声诊断水平中的作用。我国在超声造影成像关键技术、自主知识产权产品开发、造影产业化程度方面与发达国家相比差距较大，目前临床使用的超声造影成像设备大多属于上述价格高昂的进口超声仪器，国内自主开发的技术和产品很少，具备自主知识产权的超声造影诊断仪的研发尚处于起步阶段，自主产品中的造影功能实现仅见于团队成员——迈瑞公司（国家医用诊断仪器工程技术研究中心）的DC-7多普勒彩超，且应用模式单一、辅助分析工具不全。但是，经过多年的发展，我国在医用超声成像产品的开发方面已经有了比较好的研究基础，并且在医用超声技术产业化过程中逐渐成长起一批优秀的医疗器械企业。部分企业已经慢慢成为国内超声产业化的中坚力量，迈瑞公司从探头材料和工艺的改进、超声成像方法的研究到处理分析软件的开发，均可以自主进行。其具有自主知识产权的多普勒超声诊断仪系列产品中已经将超声造影的关键技术谐波成像列为标准化配置，同时基于非线性基波成像的造影功能也已经在其最新的台式多普勒彩色超声诊断仪DC-8初步实现，针对关键技术进行了深入预研，并申请了多项国际国内发明专利，已经具备在该方向上实现突破的技术基础。

该设备的硬件设计更小型化，有高集成度元件，能减弱干扰，搭配散热技术；有高性能前端设计，用到了高集成设计，减少了接收物理通道面积，减小了设备体积；有高性能超声换能器，使用了非线性基波造影技术，减少了造影剂微泡破坏；用到了血管增强技术和超声造影定量分析；使用了拓展造影的应用模式和多波束成像技术等。

截至2017年12月，该仪器装机数量已达到国内三级医院装机380台，二级医院装机210台，一级医院装机55台，共装机645台；国际上，北美地区装机75台，欧洲地区装机90台，亚太地区装机35台，拉美地区装机15台，中东地区装机11台，非洲地区装机11台，共装机237台。仪器的转化取得了良好的社会效益和经济效益。相关研究成果形成论文多篇，申请国内专利1项，国际专利4项。

我国已具备在该领域填补国内空白并赶超国际先进水平的良好契机。一旦有新技术突破，研究成果将有助于研发自主创新超声造影设备产品，带动整个产业快速可持续发展。一旦有产品问世，借助我国良好的临床转化条件，将直接提高我国现代超声医学科技实力和国际竞争力，对满足我国各级医院需求和保障我国人民健康具有十分重要的现实意义。

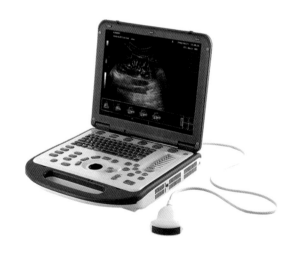

▲ 便携式超声诊断仪

唐杰，txiner@vip.sina.com，中国人民解放军总医院

# 数字化自动识别乳腺图像的超声仪

乳腺癌是我国女性发病率最高的恶性肿瘤，早期筛查诊疗可以延长生存时间、减少医疗费用、提升生活质量。我国乳腺癌筛查主要依赖超声，而现有超声医生的数量无法满足需求。

复旦大学附属肿瘤医院常才研究员团队基于前期乳腺超声图像的人工智能研究基础，提出自主开发一套针对检查过程中实时发现乳腺内异常区域并经过自动判别后对可疑病灶能自动提示的智能化超声设备，有助于先进医疗经验下沉基层开展肿瘤筛查，实现人工智能影像技术的落地。

设备由国内高校联合开发，具有独立知识产权，具备人工智能影像功能，可用于现阶段临床筛查工作的超声设备。设备首次实现了针对超声独特检查模式的智能化影像定位、识别与诊断，为超声影像智能研究开辟了全新的道路。目前在筛查的多中心验证中，敏感度为0.978～0.993，特异度为0.922～0.955。成果创新性如下。

（1）应用方面。团队通过标准化的操作设定及智能化技术的应用，将来自国内先进的丰富乳腺超声影像诊断知识提炼后，通过模型训练，辅助操作者发现并诊断疑似病灶，实现应用层面的无差别下沉。该设备的操作者，即使缺乏超声检查的经验，只需按照规范操作扫查，即可达到国内高年资乳腺超声医生的筛查准确率。成果极大解决了乳腺超声学习曲线较长、经验累积较慢的问题，有助于解决现阶段我国超声医生相较于超声检查量缺口较大的问题，最大程度优化现有医疗资源。

（2）技术方面。该研究基于超声的动态视频影像，突破传统的静态图像研究，从数据、方法、框架及模型等层面开展全新的尝试和探索，并最终取得较好成果。成果具有较大的临床应用价值和可推广性，相较传统研究更加符合临床操作习惯，并且为未来医学影像的多种应用场景实现提供借鉴。

设备正在申报二类医疗器械注册证及生产资格证，下一步将申请三类医疗器械资格证。设备已在上海新华医院、上海市一医院、中山大学附属第八医院完成应用测试，并正在虹口区妇幼保健院、常州市金坛区人民医院进行筛查测试。

相关成果形成论文多篇；获授权发明专利3项，软件著作权2项；并于2020年获得第22届中国国际高新技术成果交易会优秀产品奖。

设备未来的应用前景有以下几个方面。首先，辅助完成基层妇女乳腺超声筛查任务。目前设备已经在海南省及西藏自治区开始布点，参与当地妇女乳腺癌超声筛查工作，极大缓解了当地医疗压力并且提升了女性健康保障水平；未来该成果在我国的基层有极大的应用空间，可以有效地完成乳腺癌筛查任务。其次，该成果可以用于学校医院的教学场景，通过实践帮助影像与临床医学生学习和认知乳腺病灶，提高自身业务水平。最后，该成果的研究方法及思路可以便于其他肿瘤及疾病的影像筛查模型借鉴，实现智能化应用场景。

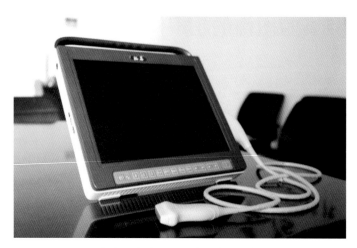

▲ 数字化自动识别乳腺图像的超声仪

周世崇，Zerglly@hotmail.com，复旦大学附属肿瘤医院

# 可植入搏动式超声致动血泵

现有血泵不能在小型化和减轻血液破坏两个方面同时满足人工心脏辅助要求。上海交通大学杨明教授团队利用超声电机结构紧凑多样、体积小、重量轻、运转宁静、输出力矩密度大、输出转速与心率数值接近、响应速度快等特点，探索性地研究超声致动血泵，以获得同时具有搏动血流、减轻血液破坏和易植入特点的新型人工心脏血泵。团队通过超声致动血泵设计研究，血液循环生理参数辨识的血泵控制方法研究，电气安全性和植入要求的血泵超声电机设计研究，材料生物相容性的超声致动血泵设计研究，以及体外和植入一周的动物模型实验研究等，设计制作出了满足有效性、电气安全性和生物相容性的可植入搏动式超声致动血泵。该血泵不仅为新型可植入搏动式人工心脏提供了辅助研究，同时还为组织工程中研制精确模拟自然心脏血液动力学特点的新型血泵提供了理论和技术支持。

可植入搏动式超声致动血泵的原创性、科学价值及关键技术指标先进性如下。

（1）从新型动作原理出发，解决血泵内部存在的过大剪切应力问题。首次使血泵在体积、重量、流场和输出性能上都与自然心脏一致，而且可以提供精密的流量、压力及变化速率。

（2）该血泵无磁，可以和磁共振成像（MRI）联合使用，如采用仿生血泵支持动物模型血液循环，用MRI观察脑血流变化，研究脑血流自动调节能力。血泵支持离体器官灌注，可以为药物的药代动力学、药效学变化、离体器官内分泌、新陈代谢和电解质反应等机理研究提供测试平台。可为反应器模拟心脏的血液动力学提供关键部件。

（3）血泵直径为60mm、高度为40mm，在后载荷为100mmHg（$1mmHg \approx 133.32Pa$）时，可输出3L/min的流量，且在开环48h连续运行中，流量波动范围小于3.7%，压力波动范围小于3.5%。在支持动物模型循环实验中，术后稳定后游离血红蛋白含量为32mg/dL，支持离体心脏单独存活8h。

目前上海交通大学和投资公司已成立心瓴（上海）医疗科学有限公司，专注流场仿生血泵的产业化，已研制出接近生理条件的离体心脏器官转运装置。在动物模型实验中，支持离体心脏存活时间已超过经典的静态冷保存时间。

团队揭示了血泵中血液损伤的关键机理，掌握了减小血泵中血细胞损伤的关键技术。相关研究成果形成论文多篇；获授权国内发明专利10项；由Springer Nature出版题为"Artificial Hearts"的专著。

血泵是血液循环的动力部件，但对体外循环临床应用依赖，过大剪切应力变化速率导致的血细胞损伤始终是血泵临床应用的一个关键问题。团队从新型动作原理出发，解决了血泵内部存在大剪切应力的问题。该血泵不仅可以为离体器官提供仿生动力，还可以为药效学研究、器官修复等提供功能评估和修复平台，可为机械循环支持提供与血液循环友好的动力装置，如心室辅助、全人工心脏支持、体外循环和体外膜肺氧合机（ECMO）等，有大幅降低机械循环临床应用并发症发生的潜能。

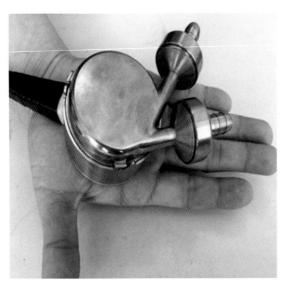

▲ 可植入搏动式超声致动血泵

杨明，myang@sjtu.edu.cn，上海交通大学

# 球形聚焦集声系统

超声波聚焦后可以获得一个能量高度集中的区域。高强度聚焦超声（high intensity focused ultrasound，HIFU）治疗技术的出现，把对焦域内声压的需求推到了一个更高水平。文献调研和查新表明，现有的采用单纯行波聚焦方式（壳式聚焦、透镜聚焦、反射聚焦、相控聚焦等）所能达到的最高声压，对连续波而言为 $10^7 Pa$ 量级，对脉冲波而言可达 $10^8 Pa$ 量级，且焦域最小尺寸为波长量级。20世纪90年代末，我国研制出世界首台具有自主知识产权的高强度聚焦超声治疗系统，连续超声波聚焦后焦点处最高声压达到 $10^7 Pa$ 量级，同时声强达到 $10^4 W/cm^2$ 量级，并率先将HIFU技术用于恶性肿瘤临床治疗。经过多年的长期临床应用，HIFU治疗技术展示出良好的有效性、安全性及靶向适形无创消融治疗肿瘤的优越性，引起国际业界的广泛关注，推动了HIFU技术在医学科学领域的研究与应用，已成为新千年声学领域的热点问题和全球科技的重要前沿问题。

为了进一步满足临床需求，提高HIFU无创治疗的安全性、有效性和治疗效率，重庆医科大学王智彪教授团队经过多年的不懈探索，提出了通过球形驻波聚焦实现集声的方法，相继研制出直径为96mm、240mm和650mm的球形聚焦集声器，并申请了系列专利。

团队在实验过程中发现，在均匀水介质中，球形聚焦集声器实现了亚波长精细聚焦；在复杂声环境条件下，球形聚焦集声器的焦点不偏移，且毫秒量级辐照时间即出现凝固性坏死，秒量级辐照时间内B超图像上就出现了可监控的强回声信号。这对HIFU技术在临床治疗有效条件下，实现更安全、更高效的治疗具有重大突破意义。团队通过进一步研究观察到，目前采用行波聚焦方式无法看到的一系列亟待通过进一步研究才能解释和阐明其机制原理的新现象和新效应。同时发现增大球形聚焦集声器直径和提高介质水环境压力可进一步压缩焦域和提高焦点声压，这让团队看到了在实验室实现一个目前声学领域尚不能达到的 $10^9 Pa$ 及以上量级的稳态超高声压的希望。压力与温度和化学组分一样，是决定物质存在状态的一个基本物理学要素。大于 $10^8 Pa$ 的压力称为超高压，物质在超高压条件下的行为研究被视为未来最有可能取得重大科学突破的研究领域之一，其成果可广泛应用于新能源、新材料、地学、宇宙学、化学、凝聚态物理、生物医学等领域。并且，传统的有限振幅声波在介质中的非线性传播可采用二阶近似非线性声学理论进行研究，但对超高声压声波在介质中的传播，二阶近似非线性声学理论已经不再成立。因而，研制球形聚焦集声系统为研究和验证超高声压情形下声波的非线性传播理论提供了一个全新的实验手段。

综上所述，开展球形聚焦集声系统的研究，要解决的关键科学和技术核心问题首先是阐释和建立实现 $10^9 Pa$ 及以上量级稳态超高声压的理论和方法；其次是在此基础上构建一个迄今为止还没有实现的超声亚波长量级精细聚焦和 $10^9 Pa$ 及以上量级稳态超高声压的实验平台，用于物理学、化学、材料学等学科开展稳态超高声压与物质相互作用的新现象、新效应及其规律和理论研究；再次是开展复杂组织声环境中超声生物学效应和剂量学数据库建立的研究，有助于发展更安全、更高效的HIFU无创治疗新方式，实现超声治疗医学的革命性突破。

团队研制出的全球首个"球形聚焦超声组织消融系统"于2018年12月获中国创新医疗器械特别审批程序绿色通道。截至2021年3月，产品样机已完成了临床前小样本试验，其对未来研发乳腺癌、肝癌、骨癌等新型超声治疗设备展示出积极的应用前景。

相关研究成果形成论文多篇、国内外会议报告9篇、专著3部；获授权发明专利48项，其中获授权国内发明专利29项，获授权国际发明专利19项，新申请中国发明专利15项；参与制定或修订国际、国家、行业和地方标准制5项。

团队还进一步提出了基于三级能量密度提升的积声科学装置研究，可望将瞬态压强提升到$10^{11}$Pa，使声学迈向高能物理领域，为研究声致核聚变、新物态（如超离子冰）等创造条件。基于此研究，可望开展声波的跨尺度声学效应及声学极端条件研究，如对瞬态高温、高压、冲击波、超快加热及冷却速度等原理及现象进行研究；探索高静水压力下约束性泡群的动力学、形态学、声致发光等现象；开展基于强声学条件的生物医学、声化学、新材料制备、微材料加工等研究，形成生物医学、物理、化学、材料多学科交叉融合的新研究领域。

目前，该研究已通过专家论证，一致认为该项目在强声学领域具有重要意义，且项目规划具有可行性，已纳入重庆市重大项目。集声科学装置经过"十四五"期间的预研建设，有望在"十五五"期间成为国家重大项目，并发挥公共研究平台职能。

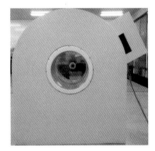
▲ 集声一号系统

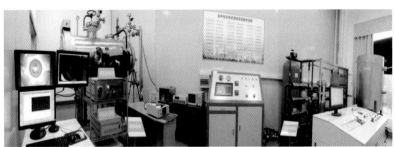
▲ 集声二号系统

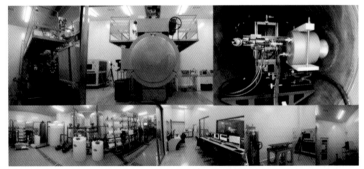
◀ 集声三号系统

李发琪，lifaqi70@163.com，重庆医科大学

超声治疗

# 基于微泡超声空化调控的新型超声空化仪

超声空化技术作为一种创新性的研究手段和治疗方法，正在受到生物医学行业的广泛关注。微泡介导增强的超声空化效应尽管已经在基因转染、药物释放、血脑屏障开放和肿瘤治疗等诸多研究领域展现出巨大的科研价值和临床应用前景，但如何调控微泡超声空化实现稳定的生物学治疗效应仍然是其中至关重要又尚待解决的科学问题。制约该研究领域的一个关键因素是缺乏一种可调控微泡空化的超声空化仪。

第三军医大学第二附属医院刘政研究员团队研制的新型超声空化仪是一种专用于激励微泡超声造影剂空化产生血管损伤作用的空化仪样机。团队前期采用空化测量方法分析频率、峰值负压、脉冲宽度等多个声学参数与微泡空化的相关性，筛选建立更有效而又可精细调节的空化参数组合，并从低强度声孔效应到高强度空化毁损肿瘤血管展开研究，最终研制出能够调节微泡空化强度和生物学效应的超声空化仪，为生物医学领域的超声空化相关研究提供仪器解决方法。为解决超声空化的影像监控问题和快速临床转化，团队后期又将调控微泡空化的功能移植至国产高端彩超仪 VINNO70 中，用于增强肿瘤的放化疗和免疫治疗。

该仪器的原创性、科学价值及关键技术指标先进性如下。

（1）微泡高强度超声空化阻断肿瘤血流现象。团队发现声压大于 2MPa 的脉冲式超声激励微泡产生的高强度空化具有非热效应、特异性机械毁损肿瘤微血管的现象，会立即造成肿瘤血流阻断效应，而肿瘤周边正常组织血流变化不显著；声压 4.3MPa 产生的血流阻断时间可长达 24h，而声压 2.6MPa 产生的血流阻断时间仅有 1h，属于业界首次发现。该现象对增强肝癌的无水酒精消融、射频和微波热消融治疗，具有极大的医学意义和临床应用价值。

（2）微泡低强度超声空化增强乏血供肿瘤血流效应。研究过程中意外发现，使用声压小于 500kPa 的极低强度的脉冲式超声激励微泡空化，可以刺激动物肿瘤血流增强，称为超声肿瘤血流效应（sononeoperfusion）。由于该超声治疗强度极低（ISPTA<1W/cm²）而安全，对增强肿瘤放化疗和免疫治疗具有潜在的重大意义。

（3）将调控微泡空化方法移植到国产高端 VINNO70 超声仪上，成功研制出创新性的超声诊疗一体机，该机器具有以超声诊断仪为硬件平台实施治疗，符合诊断超声能量输出标准；多参数调控空化及空化治疗专用界面，如脉冲宽度 2～24 个周期可调、脉冲重复频率 20～2000Hz 可调；有自适应弱聚焦功能（聚焦区比区外高 3dB），适用于肿瘤等大病灶；完善的超声影像监视和超声造影评价功能等创新点。

CZ-960 型和 DCT-700 型超声空化仪作为基础科研仪器，已有包括中山大学第三附属医院、南方医院、昆明医科大学第一附属医院、第四军医大学西京医院在内的四家医院购买，用于调控微泡超声空化用于基因转染、载药微泡释放和空化毁损肿瘤血管等基础研究。VINNO70超声诊疗一体机已获得注册证，并已销售9台，已用于超声增敏肿瘤化疗、放疗、超声溶栓和缺血心肌血管增生等临床研究。

相关成果形成论文多篇，项目负责人在国际超声学术会议上作报告6次。

高强度微泡超声空化可广泛用于增强临床肿瘤消融治疗；低强度微泡空化则能增强肿瘤血流灌注，减轻因缺氧带来的放化疗抵抗，产生增强放化疗的效果，使低剂量放疗达到同高剂量一样的治疗效果，减轻放疗的副作用。因此超声空化诊疗一体机精细调控下的超声空化治疗能够广泛应用于增强乳腺癌、鼻咽癌、淋巴瘤等一系列重大疾病的治疗，减轻治疗副作用，提高患者生存率和生存质量。

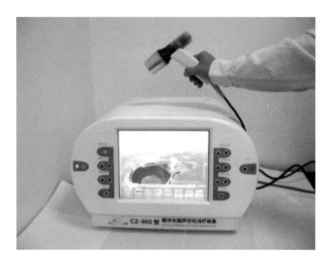

▲ CZ-960 型超声空化仪

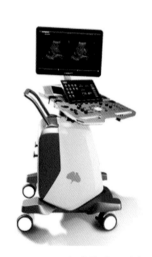

▲ VINNO70 超声诊疗一体机

益礳，yclovechina@126.com，第三军医大学第二附属医院

# 低功率超声分子显像与治疗系统

随着超声分子影像学的飞速发展，现代超声分子成像不仅可用于疾病的诊断，同时还能载基因或药物对疾病进行治疗与监控。但要实现高效超声分子成像与治疗，不仅需要优良的超声分子探针，更对一套成熟且完善的超声分子成像与治疗系统仪器装置提出了迫切需求。

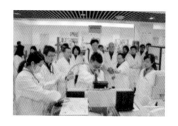

▲ 基金委专家验收现场

重庆医科大学王志刚教授团队将超声分子成像设备、超声微泡触发装置、超声分子成像监控及后处理技术与超声分子探针有机结合，研发出一套低功率超声分子显像与治疗系统。该系统以低频脉冲聚焦超声为触发单元、数字化彩超为监控单元，具有敏感粒子声学受体表达定量功能，并集成有组织定征模块、图像采集模块的电子计算机及软件为定量和评价单元，实现超声分子显像及精细、适形、高效的药物体内定位递送、定量控释和疗效评价一体化，为疾病的超声分子显像诊断与治疗提供创新的、适合各学科使用的科研平台。

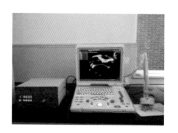

▲ 便携式低功率超声分子显像与治疗系统

系统首次将超声分子显像、超声微泡触发装置以及超声分子影像处理技术有机结合，在实现超声分子显像诊断的同时，还能进行载基因或药物的超声微泡、纳泡的定位递送和靶向定量控释，为疾病的诊断与靶向精准治疗提供安全、高效的新手段。

团队率先提出并研究体内定量超声微泡数量的方法，建立一种基于载药物/基因超声微泡、纳泡的定位递送和定量控释声像图的超声组织定征监控、随访新方法及在体SPAQ微泡和药物定量技术的方法学。

这是具有我国自主知识产权的原创性重大科学仪器，有十分广阔的基础研究和临床应用价值。先进的低功率聚焦探头的微型化及与高频诊断超声显像探头的集成化，是团队研究关键核心技术的突破点。

该重大仪器的前身"超声药物及基因转染仪"用于动物实验研究，已应需求向科研院所、医院销售32台，一直还有需求；重大仪器专项"低功率超声分子显像与治疗系统"正小型化、便携化，已有科研院所联系购买；仪器中的"声像图定量仪"发明专利使用权已经转让，转让经费1000万元。

　　相关研究成果形成论文多篇、专著1部；获授权国内发明专利16项、国际发明专利1项，获产品批文1项；"超声分子显像与治疗基础研究"获2015年度重庆市自然科学奖一等奖。

　　低功率超声分子显像与治疗系统是超声分子显像与治疗基础、应用研究必不可少的仪器。团队在现有基础上进一步改进，使之小型化、便携化，以方便使用、降低成本，努力获得新产品批文，转化于市场，其研究、应用前景十分广阔。

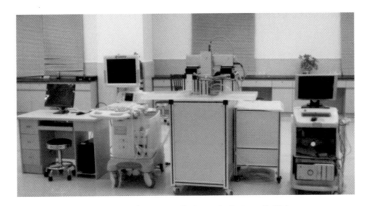

▲ 低功率超声分子显像与治疗系统研究样机

王志刚，wzg62942443@163.com，重庆医科大学

# 低频低强度聚焦超声介导液气相变微泡空化肿瘤治疗仪

浙江大学黄品同教授团队在继承超声稳态空化促进药物靶向递送、基因转染等对肿瘤治疗研究成果的基础上，建立了一套基于超常结构透镜的低频低强度聚焦超声介导液气相变微泡空化肿瘤治疗系统，为今后肿瘤超声空化治疗的科学研究提供安全、可行和有效的实验样机。团队利用低频超声的穿透能力强、空化阈值低的优势，对肿瘤组织进行杀伤；利用耦合声学超常透镜结构的聚焦超声换能器，有效规避肋骨等障碍物对超声的散射/反射效应，解决低频超声换能器透声窗选择受限难题，减少其对声传播路径的影响，避免聚焦超声焦点偏移；采用液气相变纳米微泡能穿透肿瘤血管内皮间隙进入肿瘤组织间质，结合聚焦超声焦点温度调控解决低频超声谐振空化核粒径需求，可同时在肿瘤组织间、质内和肿瘤血管内产生空化效应，以加强空化效应对肿瘤细胞的直接损伤；利用诊断B超系统实现靶区微泡空化效应的实时精确监控。

仪器的原创性、科学价值及关键技术指标先进性如下。

（1）进行了超结构精细聚焦新型声透镜超声换能器的设计、构建及声场特性测量。超声治疗中换能器的聚焦性能通常关系到治疗的安全性及治疗效率。团队设计了一种具有亚波长周期结构的治疗超声换能器（简称超构聚焦换能器），并将其声场分布和在仿体中引发的温升与常规凹面聚焦换能器相比较。数值模拟与实验测量结果显示，当工作在谐振频率下时，相比常规凹面聚焦换能器，超构聚焦换能器的径向焦域宽度可缩短至0.37λ，显著小于衍射极限0.5λ，成功实现亚波长聚焦，在焦域处实现了最大约为4dB的声压增益，并将传统聚焦换能器的旁瓣抑制比由0.25降低到0.2。同时，仿体中温升测量结果显示，在等声压驱动条件下，经过相同的辐照时间，超构聚焦换能器相比传统聚焦换能器在焦域处可产生更高的温升效应，由此进一步提高超声治疗效率。

（2）基于射频信号的声空化实时监控算法，提出了一种基于信息熵的超声空化实时监测算法。团队首先对仿体进行超声辐射，再利用数据采集器采集仿体中空化气泡群的数据，而后通过数据采集器处理空化气泡群的数据得到重新构建的熵值图像，并通过重新构建的熵值图像判断空化气泡群的时空行为。本方法完全基于商用B超仪器进行改装，无须提升系统的复杂性也无须牺牲系统的兼容性，测量准确，易于实施。团队成功解决了使用目前商用B超实时监控空化行为时，B超灰度图对声空化产生阈值灵敏度较低，无法精确演示声空化气泡群的生成和演变过程等问题，提供了一种基于信息熵的声空化实时监测方法及系统，可以实现对声空化的生成过程以及演变情况的精确监测，进一步提高了声空化监测的准确性及有效性。该方法已申请发明专利，并已公开。

团队还研发了彩色多普勒超声诊疗一体平台。目前超声联合微泡一体化诊疗技术的临床应用尚面临现有诊断超声设备脉冲宽度过窄，高强度聚焦超声治疗设备输出功率过高，且在诊疗过程中参数可调范围较窄，业界尚缺乏可精细调控微泡声空化剂量的超声空化治疗设备等问题，无法针对不同病症的特异性制订精准治疗方案。现有影像引导下的超声治疗设备均采用诊/疗双探头分立方案，而在实际应用中，由于声波干涉、焦点偏移、生理性（如心跳或呼吸等）组织移位等因素，诊/疗靶区无法完全重合，治疗声束无法自适应聚焦，很难对声空化引起的生物效应进行实时精确监控和疗效评估，使临床安全性和有效性难以获得有力保障。团队系统性提出了多参数组合优化超声生物效应、声空化时空量化监测及"同轴共面、收/发一体"等集成创新的核心技术理念，开发了收/发同步，可精准定位和自适应调节治疗焦域、精密调控声空化生物效应并实时监控临床疗效的可视化超声诊疗一体平台，有利于增强超声治疗效果、保障临床安全。

相关研究成果形成论文多篇，申请国内专利1项。

该仪器的研发为肿瘤治疗提供安全、可靠、有效、微创的治疗选择。

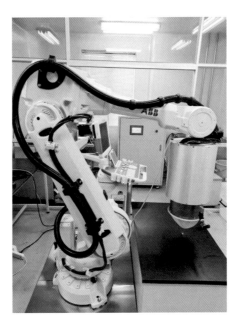

▲ 低频低强度聚焦超声空化介导液气相变
微泡空化肿瘤治疗仪

黄品同，huangpintong@126.com，浙江大学

# 基于超声辐射力的深部脑刺激与神经调控仪

帕金森病、癫痫、抑郁症等脑功能性疾病的有效干预和治疗是重大医学难题，其主要病理改变导致了脑深部神经核团及神经环路的功能障碍。脑深部神经核团刺激与环路调控是研究其发病机制及对其干预治疗的主要途径，也是脑科学研究的重大前沿问题。

中国科学院深圳先进技术研究院郑海荣研究员团队针对脑功能和脑疾病研究的需求，研制了大规模阵元面阵超声辐射力发生器、磁共振导航超声脑深部刺激和反应监测的仪器，并开发了超声敏感离子通道遗传操作技术，实现对脑深部核团和神经环路开展无创、多点和特异性地刺激与调控。该仪器将为脑深部核团刺激提供一种无创精准的新手段，实现细胞和脑区特异的神经调控，为脑疾病临床诊疗以及神经科学基础研究提供革新性的工具，具有重大医学科学价值。

团队提出无创超声辐射力神经调控新理论，利用超声辐射力调控神经元细胞膜机械敏感离子通道的新机制，突破了超声跨颅骨时间反演波束合成、超声辐射力作用点的磁共振成像导航和万阵元声辐射力发生器等关键技术难题，研制了世界首台磁共振成像引导下无创超声辐射力深部脑刺激仪器，可用于脑深部神经核团和神经环路的无创动态神经刺激与调控，为神经科学的基础研究提供了一种新理论和新技术。该设备与传统的植入式电刺激、高强度超声热消融损毁等技术完全不同，具有无创、无损、精准、动态可视的优势。

仪器核心技术指标：超声辐射力发生器单阵元数/面阵数为$64 \times 64 \times 4 = 1638$，超声辐射力作用区域大小为2.40mm × 2.75mm × 2.95mm，时间平均声强为$1.77 \sim 1.30 \times 10^4 MW/cm^2$（024阵元，焦距70mm），磁共振声辐射力作用点检测精度为3.3μm，超声刺激磁共振温度监测精度为0.221℃。核心技术指标优于计划指标，达到国际领先水平。

35件专利初步构建了新型超声神经调控仪的自主知识产权体系。2018年，团队与上海绿谷公司合作成立中科绿谷（深圳）医疗科技有限公司，打造原创的脑疾病非药物治疗平台，推动国际领先的超声无创脑疾病治疗技术在医疗健康领域的深度应用。目前，团队已经开发了跨尺度、动态多焦点的脑深部超声刺激仪，涵盖细胞、小动物、非人灵长类大动物研究的多个型号器件和仪器。这些仪器已经成功应用到包括浙江大学、清华大学、上海交通大学、中国科学院昆明动物研究所、中国科学院上海神经科学研究所、中国科学院心理研究所、香港理工大学，以及美国南加州大学等40个国内外神经生物学与脑科学实验室，在神经调控及声遗传等关键技术研究中发挥关键作用。同时，仪器在癫痫、帕金森、抑郁症等脑疾病动物模型上实现脑深部超声刺激，干预效果显著，为进一步临床应用奠定了基础。

相关成果形成论文多篇；团队围绕"基于超声辐射力的深部脑刺激与神经调控仪器"研制取得了具有完全自主知识产权的系列研究成果；获授权国内专利40项，含发明专利22项；申请国外专利

11项，其中获授权2项；获专利合作条约30项。

　　基于该仪器研发的阶段性成果，团队目前正在继续攻坚，争取"十四五"期间在基础研究上阐明多类型神经元细胞刺激机理，在仪器设备上做到更加稳定和精准，在临床应用上针对不同类型脑疾病建立诊疗标准，在产业化满足市场需求等方面取得突破，力争使该创新仪器广泛地服务于公共卫生事业。

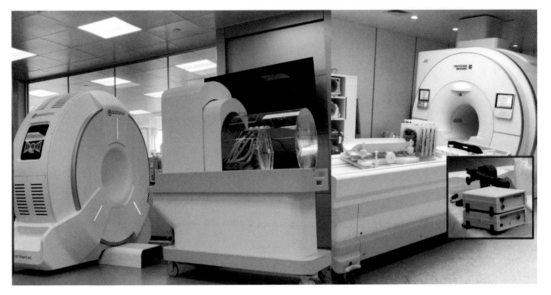

▲ 深部脑刺激与神经调控仪器

牛丽丽，ll.niu@siat.ac.cn，中国科学院深圳先进技术研究院

# 用于肾周脂肪调控血压研究的机械／热效应耦合输出功率超声系统

高血压是当前世界上最常见的慢性非传染性疾病之一，是人类健康第一杀手。预计2025年全球高血压患者将达到15亿人，占成年人口的1/3。我国每分钟有3.8人死于高血压并发症，相关医疗费用每年达500亿元。高血压已成为严重危害我国人民健康和人口素质的首要慢性疾病。

目前高血压的治疗以药物为主，但是降压药物存在需要终身服用，对患者日常生活造成一定不便，患者往往依从性较差；长期服用费用较高；均存在不同程度的副作用，部分患者难以耐受甚至被迫停用等问题。所以，寻找一种新的非药物降压方法来提升高血压控制率，最终降低高血压引起的致残率和病死率极为必要。

南京医科大学第一附属医院心血管内科孔祥清研究员团队在国际上首次明确肾周脂肪是一个维持机体处于高血压水平的关键调节点，并进一步开展了基于该靶点的超声波无创治疗方法的探索。

超声波是目前常用的无辐射、无创影响人体内组织的能量形式。但不同生物体对超声能量的反应存在较大个体差异，同一生物体特定靶区的超声剂量除了和个体差异有关，还和靶区深度及超声路径上的组织种类及各组织分布比例有关。现有的高能聚焦超声主要针对灭活肿瘤设计，缺乏对靶区的实时监控系统，这一方面容易发生治疗不够或治疗过度的情况，另一方面在治疗过程中容易造成周围组织的损伤，导致不良反应。

鉴于当前高强度聚焦超声设备存在多种不适于肾周脂肪改性治疗的缺点，团队联合南京大学声学研究所、南京广慈医疗科技有限公司，历经5年，依据项目任务计划书，成功完成用于肾周脂肪调控血压的功率超声系统研制，包括一款可满足商业化应用的工程机和一款用于实验室研究的科研机。

该系统的原创性技术如下。

（1）发现基于热膨胀和生理门控算法监测生物组织温度变化的超声测温方法，测温误差小于±2℃。该方法已申请发明专利，并已公开。

（2）有190通道伪随机三维相控阵系统。伪随机换能器的轴向聚焦偏转可从110mm有效偏转到200mm，横向聚焦偏转可从–20mm有效偏转到20mm。分析和实测结果表明，换能器可以在直径为40mm、深度为80mm的圆柱体范围内实现有效偏转，且在偏转范围内有效地抑制了栅瓣的能量，具有很小的旁瓣和轴向次极大值，明显优于国家标准–8dB的要求。发射信号调控参数：发射信号幅度调整等级达到75级；实现正负半周的幅度调节控制，调节精度优于5%；实现发射信号占空比及持续时间调节控制，精度优于2%。

（3）实现对功率超声和诊断超声底层架构的重新设计，完成诊断和治疗超声的诊疗一体化设计，在聚焦超声发射的同时，仍可以实时形成高质量的靶区超声图像，同时也为测温算法提供高质量无干扰的超声射频数据。诊疗一体化主机已应用到实际的临床研究中，并取得了良好的应用效果。

工程机已定型，于2020年11月通过安规及电磁兼容性（EMC）检测，取得江苏省医检所出具的检测合格报告。目前已完成临床初步研究（15例患者）。科研机已定型，已完成验收技术指标的测试，均优于验收标准。相关成果形成论文多篇，申请国内外专利44项。

对聚焦超声系统的未来发展，从发展战略、技术发展趋势和应用领域几个方面进行展望。

（1）发展战略。聚焦超声系统的未来发展，一方面，要从仪器设备总体上开展集成创新研究，开展有适应证针对性的个性化仪器研发工作；另一方面，为确保中国在聚焦超声领域的整体竞争力，必须下大力气解决关键技术的自主化水平和创新能力，提高国产化水平。

（2）技术发展趋势。聚焦超声系统的发展正不断表现出智能化、集成化、高效化、网络化等趋势。系统规模方面，大型化、微型化并重。仪器运行、设备功能等方面，加入更多智能化手段，需要人为干预的步骤减少，同时具有更多的智能化功能；集成的功能越来越丰富，实现一机多能，治疗效率越来越高；设备与互联网结合应用越来越多，诸如大数据分析、智能云诊断、远程诊疗等。

（3）应用领域。聚焦超声作为一种无辐射、无创的治疗技术，已被应用到越来越多的适应证领域。但受限于相关技术，新适应证发展中安全性和有效性一直受到质疑。项目中多项原创性技术的出现，为聚焦超声安全性和有效性研究提供了新的技术支持，为未来新适应证的发展提供了更大的空间。

我们完全有理由相信，在广大科技人员和产业部门的共同努力下，一定可以实现聚焦超声治疗行业的跨越式发展。

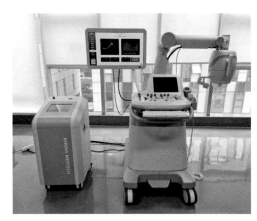

▲ 工程机

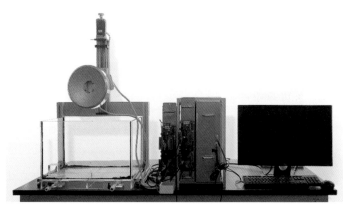

▲ 科研机

孔祥清，kongxq@njmu.edu.cn，南京医科大学第一附属医院

# 声动力治疗系统

声动力治疗指在组织富集声敏剂，再用超声波辐照来激发声敏剂产生活性氧，破坏细胞结构，从而杀伤靶细胞。作为一种无创治疗方式，声动力治疗较手术及其他局部消融治疗有明显优势，安全性高，不会对患者身体机能产生额外负担，具有广阔的应用前景。

目前声动力治疗中仍有诸多问题急需解决，如治疗前超声波定位和参数优化、治疗过程中温度和活性氧监测、声敏剂的筛选和疗效评估等。为此，北京大学戴志飞教授团队研制了超声引导的声动力治疗系统，治疗参数灵活可调，具有多自由度的超声定位装置，并通过超声图像和各种传感器装置实现治疗过程中实时参数反馈与调节，从而解决已有超声治疗仪所存在的超声参数不统一、缺乏影像引导和参数监控等问题，可用于声敏剂的筛选和临床前声动力治疗监控和疗效评价。

目前能用于声动力治疗实验的仪器大多是简单的超声理疗仪，其参数与声场均没有统一的标准，且可调超声参数单一。团队聚焦超声换能器引入声动力治疗，配合超声影像引导，更精准地实现对病变部位的精准定位和声动力治疗。治疗过程中可借助超声造影成像、超声热应变成像、人工智能等手段，更好地进行治疗规划和治疗参数监控。

该系统为声动力治疗中超声辐照声场和辐照参数提供精准调控手段，从而为声敏剂的设计、筛选与疗效评估，声动力治疗的规范化和标准制定提供研究平台。团队通过赋予该仪器影像引导和治疗参数监控等功能，为推动声动力治疗从基础研究向临床转化奠定了坚实的科学基础，提供了有力的技术支撑。该仪器的关键技术指标和先进性如下。

（1）系统聚焦超声焦距为165.18mm，焦平面内 –3dB声束直径为1.043mm，声束长度为7.5mm，焦点定位精度高，可通过扫描覆盖肿瘤区域实现精准治疗。

（2）超声输出参数精确可调，超声占空比、脉冲长度可调，声功率在0～300W可调，可满足不同声敏剂的激励要求。

（3）超声热应变成像具有0.1%的热应变灵敏度，可用于探测0.5～15℃的温度变化及二维温度分布，可用于成像位置的监控与反馈。

（4）可利用超声影像的机器学习实现肿瘤边界的自动分割和治疗规划。

仪器除了科研型号外，还有按照临床标准设计制造的型号，并正在通过实验研究证实其临床应用的可靠性，开展临床转化的研究。仪器将陆续申请医疗器械注册证和生产许可证，一旦进入临床应用，将拥有巨大的市场规模，为保障人民生命健康水平做出贡献。

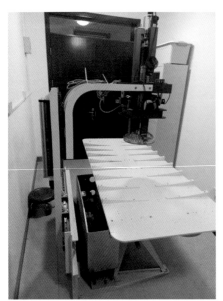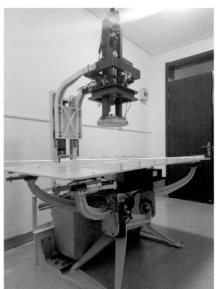

▲ 声动力治疗系统

戴志飞，Zhifei.dai@pku.edu.cn，北京大学

磁共振成像

# 具有精密导航定位功能的多靶点重复经颅磁刺激系统

　　具有精密导航定位功能的多靶点重复经颅磁刺激系统能够提供时序可控、基于影像三维精准可视引导定位的皮层多靶点重复磁刺激，是脑科学和脑神经疾病研究不可缺少的重要科学仪器。该仪器涉及的关键技术被国外垄断且价格昂贵，在一定程度上影响了我国脑科学研究的发展。中国医学科学院生物医学工程研究所殷涛研究员团队在大功率高频充放电、线圈感生电场聚焦性、重复经颅磁刺激、基于CT/MRI影像的精密导航定位、自动跟踪定位磁刺激机器人等关键技术研究上取得了突破性进展。团队通过对多技术融合与系统集成的深入研究，突破技术瓶颈，研制出结合精密定位导航和多模式影像三维可视化的三靶点重复经颅磁刺激仪。其中，多目标精密三维定位跟踪技术引导多线圈实施皮层多靶点同步或不同时间序列刺激，可实现多脑区靶点的时间关联磁刺激，是具有自主知识产权的独立研发的原创性技术。该项目的实施能够为脑科学研究和脑疾病诊疗提供处于国际先进水平的精密科学仪器和高端医疗设备。

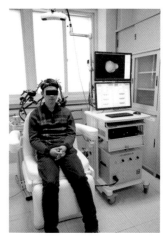

▲ 三靶点精密导航定位重复经颅磁刺激系统样机

　　该设备的创新点主要体现在以下几个方面。

　　（1）建立包含皮层细节和深部脑组织的真实结构电导率头模型和真实结构鼠头模型，开发颅内场分布建模与仿真软件，建立脑深部颅内感应电场聚焦性多指标评价方法。

　　（2）研发并验证微秒级微弱脉冲磁场的测量与标定装置，实现了脉冲磁场动态实时测量。研制八字形线圈、锥形线圈、小动物线圈，开展高磁导率、高电导率材料提高线圈感应电场聚焦性研究，聚焦面积减小30%，负峰抑制比提高85%。率先开展脑深部刺激线圈设计技术研究。

　　（3）研制出三线圈输出磁刺激仪样机。实现主电源电路快速功率变换、三通道功率分配控制和功率因子校正及低功耗、三通道快速充放电与控制、双脉冲刺激输出控制等关键技术。

　　（4）研制出双目视觉定位跟踪系统，实现对人体位置、磁刺激线圈等多个目标空间位置姿态的同时跟踪，实现在定位靶点引导下的多目标靶点阵列的生成以及多线圈联合刺激等新功能。

（5）在靶点定位方面，解决个体化三维脑模型建立问题，结合脑图谱实现个性化头模脑靶点的有效定位，根据三维定位跟踪子系统对刺激线圈和头部空间位置的实时跟踪，实现刺激线圈到脑靶点的精确定位导航。

（6）完成基于多模式图像和多目标跟踪定位的重复经颅磁刺激导航定位软件、导航定位装置样机和导航应用的流程，可以引导刺激线圈准确到达刺激位置，或对多靶点进行选择刺激，实现靶点定位、线圈位置与人体空间位置同时可视化。

（7）实现经颅磁刺激系统与精密导航定位系统的集成，主要硬件包括三线圈输出高频重复经颅磁刺激仪、三维运动跟踪系统、线圈扶持与主动跟踪系统（磁刺激机器人）等；软件包括系统集成软件、磁刺激器控制软件和多靶点导航定位软件等。

研究最终完成三靶点精密定位多靶点重复经颅磁刺激仪样机，包括适用于脑科学研究、脑部疾病临床应用和动物及细胞学实验的多用途系列刺激线圈、配套软件、线圈设计和电磁场分布特性仿真软件。关键技术指标经天津医疗器械质量监督检验中心检测，均处于国内领先水平。依托研制出的多靶点精密导航定位经颅磁刺激仪，团队进一步开展机械臂线圈被动牵引与自动跟踪方法及技术研究，并开展经颅磁刺激机器人手眼标定与路径规划软件研发，研发出具有自主知识产权的可自动跟踪的阵列靶点快速定位技术与装置，且已在医疗科技公司初步实现临床仪器转化。

相关成果形成论文多篇，获授权发明专利11项，申请软件著作权6项；获批国家重大科研仪器研制项目1项、国家重点研发计划数字诊疗专项1项、国家自然科学基金面上项目3项、国家自然科学基金青年科学基金项目5项。

具有精密导航定位功能的多靶点重复经颅磁刺激系统及仪器可对多目标脑区进行精确刺激，可与脑电图（EEG）、肌电图学（EMG）、功能磁共振成像（fMRI）、脑磁图（MEG）、近红外光谱法（NIRS）等技术联合应用于脑功能脑认知研究、脑神经与精神疾病诊断及治疗，具有广阔的应用前景。

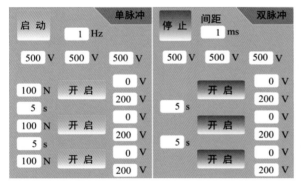

▲ 三线圈输出磁刺激仪控制操作界面

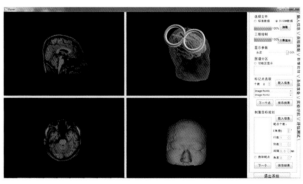

▲ 刺激靶点选择和导航界面

殷涛，bme500@163.com，中国医学科学院

# 用于人体肺部重大疾病研究的磁共振成像仪

肺部重大疾病（如慢性阻塞性肺疾病、肺癌等）严重威胁我国人民生命健康。临床质子磁共振成像中肺部是检测"盲区"，常规影像设备（如CT、胸透、PET等）存在电离辐射，且无法定量检测肺功能，亟须攻克肺部重大疾病无创、定量、可视化检测等关键技术难题。

中国科学院精密测量科学与技术创新研究院周欣研究员团队成功研制出世界上增强倍数最高的人体肺部气体磁共振成像仪，突破超极化气体制备、临床多核模块构建和兼容等关键技术，解决肺部通气和气血交换功能无创、定量、可视化检测等科学问题。仪器在新冠肺炎疫情期间应用至武汉市金银潭医院等，在国际上首次实现新冠肺炎患者肺功能损伤精准评估。核心装置技术指标国际领先，获全球首个同类医疗器械注册证并实现成果转化，取得我国高端医疗装备少有的原始创新，实现科技自主可控。

团队在医学影像与生物医学工程交叉研究领域开拓新模式，在自旋交换增强气体磁共振信号的超极化方法、快速成像新技术、非氢核磁共振成像等基础研究方面取得突破。在此基础上，团队还实现了惰性气体磁共振成像的超极化技术、升降频多通道射频技术的重大革新，解决肺部空间结构水质子密度低、传统磁共振成像技术无法清晰成像的难题，实现了肺部阳性成像。

团队成功研制超极化气体发生器，解决肺部磁共振信号弱不能成像的难题，实现信号增强大于6.3万倍，为国际最高指标；发展高时间分辨率（0.2s）的快成像技术，优于国际水平（0.5s），实现肺部动态清晰成像。

2020年9月，核心装置"医用氙气体发生器"获批全球首个同类医疗器械注册证；同年10月，获批医疗器械生产许可证。截至2021年7月，在武汉市金银潭医院、武汉同济医院、湖北省肿瘤医院等已完成设备投放和改造，并开展了肺部重大疾病（慢性阻塞性肺疾病、肺气肿、新冠肺炎等）相关科研临床试验，对肺结构和功能损伤进行无创、定量、可视化评估。新冠肺炎疫情期间，该仪器被选定为出院患者康复诊疗检测仪器，开展千余人次的新冠肺炎普通症、重症患者肺功能精准评估，动态评估不同康复治疗方案对出院患者的改善效果，有效弥补了新冠肺炎患者使用CT检测存在放射性，且无法探测肺部功能的不足。

相关成果形成论文多篇，获授权国内发明专利70项、PCT专利3项、软件著作权10项。成果获得科学探索奖，有效解决肺部影像"卡脖子"技术背后的科学问题，为检测肺部重大疾病提供先进的仪器与手段；获得中国国际工业博览会大奖，核心装置获全球首个同类医疗器械注册证，取得我国高端医疗仪器少有的原始创新，实现了自主可控；获得全国创新争先奖，成为国际首台用于新冠肺炎患者肺功能评估的临床磁共振成像仪器，为打赢疫情防控阻击战提供重要的科技支撑。

基于该仪器研发的阶段性成果，团队将继续攻坚，争取在基础前沿研究上深入探究机理，在临床应用上建立诊断标准，在产业化满足市场需求等方面取得更大突破，力争使该创新仪器更深入、更广泛地服务于我国科技事业和保障人民生命健康。

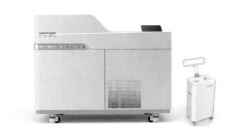

▲ 气体发生器

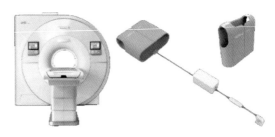

▲ 肺部多核磁共振成像系统

韩叶清，hanyeqing@wipm.ac.cne，中国科学院精密测量科学与技术创新研究院

# 基于高场磁共振的三维动态温度测量与调控系统

　　中国科学院深圳先进技术研究院刘新研究员团队针对相关医学研究的应用需求特点，研制了一套具有精细温度测量和温度调控功能的实验装置。装置可实现三维空间动态温度测量、局部靶向加热与温度精确调控、图像引导与精确定位等重要功能，为推动与温度相关的医学基础研究和磁共振引导超声神经调控、温敏药物释放以及超声消融治疗等相关领域的进一步发展，提供了一个独特和有效的研究工具。

　　团队研发了具有原始创新和自主知识产权的基于高场磁共振的三维动态温度测量与调控系统。在设计思路上，团队采用最新的高场磁共振和相控阵聚焦超声作为测温和升温的基本手段，从磁共振温度成像的基本原理出发，设计和研制高均匀度局部匀场线圈和专用表面接收线圈，通过改善主磁场和射频场的均匀度提高温度测量的精确度。同时，团队提出快速无参考温度成像方法，实现温度成像在三维采集和动态成像上的突破。在靶向加热和精确温度控制方面，团队在利用多自由度运动实验平台的基础上，发展基于磁共振声辐射力的聚焦超声焦点控制技术，以达到更高的定位精确度，实现对细小组织结构或部位的靶向加热与温度控制。

　　该系统的技术创新具体表现在以下几个方面。

　　（1）在温度成像理论与方法上，团队提出一种无须相位解卷绕、可用于三维数据采集、对磁化率伪影不敏感的无参考快速算法，在温度成像的速度和采集范围上有了新的突破，实现了组织空间温度分布监测，达到了测量精度好于1°，空间分辨率为1.5mm，时间分辨率为3fps的水平，具备国际领先水平。

　　（2）在温度控制方法上，团队通过基于双向耦合器的功率反馈电路设计和基于模糊逻辑的温度控制器设计以及嵌入式实时系统的创新设计，发明了两级闭环控制方法的精确温度控制新方法，温度调控精度好于1°，稳定速度小于20s的技术指标。

　　（3）在知识产权方面，研发的三维磁共振温度成像技术、可视化软件、系统控制模型和算法以及电气设备（除磁共振兼容相控阵超声换能器外），均采用自行研究开发的新方法和新技术，具有完全自主知识产权。同时，团队在磁共振温度成像方法、可视化软件、温度控制系统和图像定位系统等方面研发的方法和技术可以为磁共振引导超声神经调控、磁共振引导超声消融等临床治疗设备的自主研发提供核心技术基础。

　　磁共振温度监控等关键技术已转移到中科绿谷公司的磁共振引导超声神经调控系统中。相关成果形成论文多篇，申请专利40余项。

　　在超声引导神经调控方面，可进一步将所研制的仪器应用于超声神经调控在神经系统疾病的治疗。所研制仪器中的超声辐射力成像技术能用于神经调控的实时引导，温度成像方法能用于神经调控中安全监控，并对超声神经调控治疗脑疾病的机理机制进行深层次研究。

在热消融治疗方面，可进一步将所研制的仪器与多种热消融（超声、微波、激光等）手段结合，用于某些特定组织热消融实时监控中，并由此发展更加有效的监控成像方法。

在温敏药物释放方面，可进一步将所研制的仪器应用于新型温敏药物的应用研究，利用磁共振高分辨成像对释放药物进行示踪，并对热敏材料稳定性、热敏性、生物毒性、增效机制以及影像探测度进行深入研究。

在脂肪代谢研究方面，可利用仪器所开发的温度成像方法，对棕色脂肪组织的活性进行无创监测，对其耗能能力进行评估，进而研究棕色脂肪组织活性与代谢之间关系，为下一步的临床应用和相关药物研发提供重要工具。

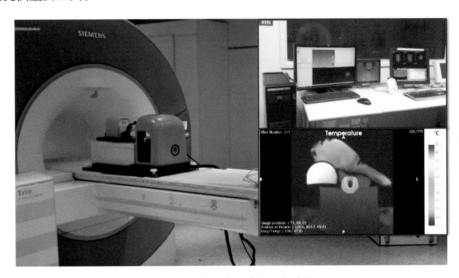

▲ 三维动态温度测量与调控系统

刘新，xin.liu@siat.ac.cn，中国科学院深圳先进技术研究院

# 基于 $^3$He 极化的肺部低场磁共振成像专用设备

肺是气血交换的重要器官。近几年,肺部疾病发病率和致死率均居高位,肺部健康已经成为一个不可忽视的大健康问题。目前,肺部疾病影像诊断主要依靠X光片、CT和PET/CT,此类仪器对具有一定大小的结构性病变清楚可见,但对于早期结构性病变(如低于2mm的病灶)效果不佳。由于上述仪器具有放射性,肺部术后跟踪评估不宜频繁使用,特别是对于慢性肺病,如慢性阻塞型肺、囊性肺纤维化、哮喘、肺气肿等。缺乏直接有效的影像手段是肺部早期病变特别是慢性疾病诊断的重大缺憾。MRI使用的是射频信号,对有机体不存在放射性损伤。传统的MRI是基于质子 $^1$H 自旋成像,而肺部系乏水器官,尽管MRI功能强大,对肺部仍无能为力。因此,迫切需要专门用于肺部的MRI设备。

$^3$He(氦3)是美国食品药品监督管理局(FDA)批准的唯一可医用的无毒无害惰性气体。合肥工业大学徐进章教授团队应用光泵浦技术,使介质 $^3$He 气体极化。由于自带自旋的 $^3$He 气体可以在肺部气管、支气管、毛细气管和肺泡中畅通无阻,且极化度较 $^1$H 极化信号高出7个量级,所以图像清晰、立体感强,不仅可以观察早期结构性病变,对慢性肺病的诊断还可提供清晰的影像资料。

该设备的原创性、科学价值及关键技术指标先进性如下。

(1)由于肺部密度低(类海绵)、受体态影响大,为利于肺部检测,团队采用了立式开放性结构,其肺活量可提高6% ～ 20%,大大提高检测的准确性。

(2)采用特殊构型设计,中心均匀磁场区域直径视场角达40cm,成像空间宽度达64cm。系超大空间,可使被检者身体舒适、精神放松。

(3)针对肺部磁导率极不均匀而产生的感应磁场会严重降低信噪比的情况,团队采用了超低场,改善了信噪比。主磁场在50 ～ 120Gs可调。

(4)自制谱仪为超低场MRI提供了灵活的激发序列支持能力,解决了序列创新受谱仪支持能力制约的问题。

(5)实行空气冷却方式,有操作简便,维护成本低的特点。

(6)总重量不超过3t。轻便、简约、环境适应性强。

团队目前获得安徽省高新技术产业投资5000万元,用于产品定型和技术开发。相关成果形成论文多篇,获授权专利8项。

设备的研发可以促进肺部科学研究,进行肺部健康评估,为肺部健康提供科学信息,使国产高性能医疗成像设备市场化。

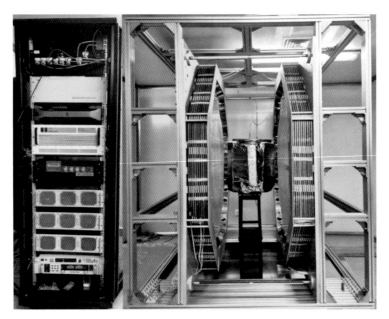

▲ 肺部低场磁共振成像专用设备

胡亮亮，friendyhu@126.com，合肥工业大学

# 面向猕猴脑科学研究的高清晰磁兼容小动物 PET 成像系统

PET/MRI 多模态成像技术不仅在重大疾病临床诊断中发挥着巨大的作用，同时也是脑科学和脑疾病研究的利器。近年来，猕猴由于其独特的生理特性和高度类人的复杂脑功能，被公认为脑科学研究的理想模型。但是由于其脑尺寸较小，相应的脑功能成像对科学仪器提出了特殊的要求。

中国科学院深圳先进技术研究院杨永峰研究员团队的目标是研制一台用于猕猴脑研究的高清晰（1mm 位置分辨率）、高灵敏（10% 中心效率）和磁兼容的 PET 成像系统。小动物 PET 成像系统除了磁兼容外，空间分辨率和效率同时达到现有商用小动物 PET 成像仪器最高水平。探测器系统将采用基于硅光电倍增管（SiPM）阵列的创新双端读出深度测量探测器，从而同时实现 PET 系统的全视野高清晰度和高灵敏度。团队还将研发 PET/MRI 同时成像所需的 PET 电子学系统、MRI 射频系统、磁屏蔽系统、基于 MRI 图像的 PET 图像重建与数据修正软件和 PET/MRI 图像配准和融合显示软件。团队研制的高清晰度、高灵敏度和磁兼容的小动物 PET 成像仪器将弥补现有小动物 PET 成像系统空间分辨率和效率的不足，为脑科学和脑疾病研究提供崭新的工具。

该仪器（命名为 SIAT aPET）为国际上首个使用高位置分辨率、高深度分辨率和高效率双端读出探测器的整机小动物 PET 成像系统，可以提高现有小动物 PET 成像研究的定量和定位精度。成像系统达到了 16% 的中心效率和小于 1mm 的全视野高空间分辨率，是国际上所有小动物 PET 成像仪器中效率最高的，在中心效率达到 10% 的高效率小动物 PET 成像系统中，是空间分辨率最高之一，综合性能达到国际先进水平。

该仪器虽还没有实现产业化，但工作稳定，正在用于小鼠和大鼠超声神经刺激实验、猕猴行为学实验等一系列生物医学成像研究。

相关成果形成论文多篇，申请专利超过 20 项。仪器有双端读出深度测量 PET 探测器，信号读出和信号在线处理电子学系统硬件和软件，成像系统的正弦图生成和图像重建算法等具有自主知识产权的关键技术。

团队已经成功研发目前国际上空间分辨率和效率结合综合性能最好的小动物 PET 成像系统，研究采用的技术进一步提升后，可用于研发空间分辨率接近物理极限的小动物 PET 成像系统，也可研发高清晰、高灵敏的乳腺和脑的专用 PET 成像系统。

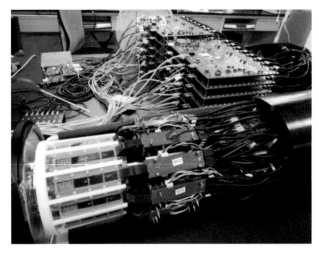

▲ 高清晰磁兼容 SIAT aPET 探测器部分照片

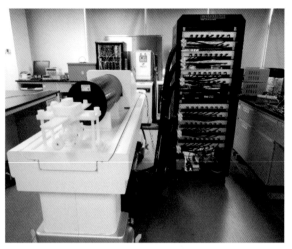

▲ 高清晰磁兼容 SIAT aPET 成像系统照片

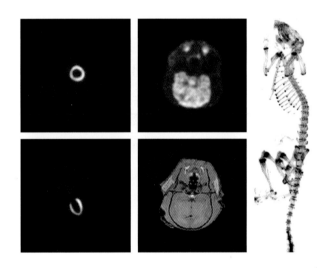

◀ SIAT aPET 成像系统获得的 18F-FDG 小鼠心脏（左），
狨猴脑 18F-FDG PET 和 MRI（中），大鼠 18F-NaF
骨扫描图像（右）

杨永峰，yf.yang@siat.ac.cn，中国科学院深圳先进技术研究院

# 多核素同步一体化肿瘤分子成像仪

哈尔滨医科大学孙夕林教授团队聚焦恶性肿瘤精准诊断与治疗的重大需求，锚定肿瘤多分子事件动态变化规律及复杂影响因素在体研究的学术前沿，研制开发出了多核素同步一体化肿瘤分子成像仪，力争在我国自主知识产权分子影像设备研发领域实现突破。

团队在多频多核多共振原理基础上，创新性提出四核同步一体化成像理论，研发多核素同步一体化肿瘤分子成像仪，通过构建多频多通道电子与时序控制子系统、多核射频同步激发与信号采集子系统以及多核素采样序列与信号处理子系统，同步采集 $^{19}F$、$^{31}P$、$^{23}Na$、$^{1}H$ 四种核素信号，对肿瘤内微量微信号核素进行高灵敏成像，挖掘微弱生物信号所蕴含的海量重要生物信息。该仪器通过三个子系统的相互协作，完成生物信号的同步一体化采集及肿瘤内多元生物信息同步获取，为在体研究肿瘤分子机制提供革新性工具，为实现肿瘤精准医疗提供核心技术手段及平台。

团队基于肿瘤多分子事件在体动态可视化关键科学问题，在国际上首次提出四核同步一体化成像理论，开发具有完全自主知识产权的多核成像高精度多频多通道电子与时序控制子系统、多核嵌套同步采样序列、多核解耦弱信号采集线圈及高精准图像融合技术，研制出多核素同步一体化肿瘤分子成像仪，在活体弱信号采集技术、K空间编码及多核素生物信号解析等方面取得关键技术突破和原始创新。

多核同步成像技术为活体研究多分子相互作用及动态可视化提供了重要的技术支撑，拓展了分子影像学、精准医学、材料学等前沿学科的研究领域，加深了对肿瘤发生发展过程中的多因素共同参与、相互作用的分子机制的理解。同时，对于我国高端精密仪器制造领域的分析软件开发、精密部件加工、设备整装集成等全产业链的持续发展与技术创新，起到了积极的引领作用。

多核素同步一体化肿瘤分子成像仪通过一次采集，同步完成 $^{19}F$、$^{31}P$、$^{23}Na$、$^{1}H$ 四核素的信号提取、信息解析及图像重建，获得高分辨率图像，同时获取肿瘤分子靶点表达、粒子动态平衡、能量代谢及微环境动态变化信息。

由于有重大理论创新及关键技术突破，该仪器的设计理念和实施方案得到中国医学装备协会的大力推广。团队与上海联影医疗集团、上海辰光医疗集团及辽宁开普医疗系统有限公司等整机生产企业，在电子与时序控制、多核射频激发与信号采集、采样序列与信号处理等技术的联合开发、推广应用及市场转化等方面，有了初步的意向性合作，希望通过高校与企业的合作模式，共同开展多核成像关键技术研发、样机开发，推动项目现有研究成果工程化和产业化，实现关键核心技术的应用转化。其中，辽宁开普医疗系统有限公司的Supernova超导1.5T MR系统，采用了项目研发的高精度电子与时序并行构架集成技术，实现了信号光能放大处理和光纤传输，保证了高保真图像的获取。

相关研究成果形成论文多篇，申请专利5项；获得2020年度科技部驼人医疗器械科技创新奖一等奖、2020年度黑龙江省科学技术奖二等奖、2019年度黑龙江省医疗卫生科技奖一等奖。

多核素同步一体化肿瘤分子成像仪将在肿瘤分子机制及可视化研究中，在体获取 $^{19}F$、$^{31}P$、$^{23}Na$、$^{1}H$信号，通过构建全新生物信息解析方法，对多元异质信息数据进行分析，明确肿瘤不同层次生物信号与生物学行为的内部联系。该仪器能挖掘 $^{19}F$、$^{31}P$、$^{23}Na$、$^{1}H$信号变化所蕴含的生物信息，定性、定量分析肿瘤分子靶点过表达、能量代谢异常、离子紊乱等不同层次的多元异质信号改变，预测肿瘤的分化、增殖、侵袭等生物学行为，以不同以往的视角系统揭示肿瘤发生发展的分子机制，为肿瘤基础研究提供一种在体多分子事件分析手段，系统全面揭示肿瘤发生发展过程中的作用因素。团队为肿瘤科学研究提供能够在分子水平、能量代谢、生理功能等不同层次，实现肿瘤分子机制的可视化的方法，为基础科学研究提供更有效的工具，提升我国科学仪器领域研发能力，推动我国科学仪器产业的发展。

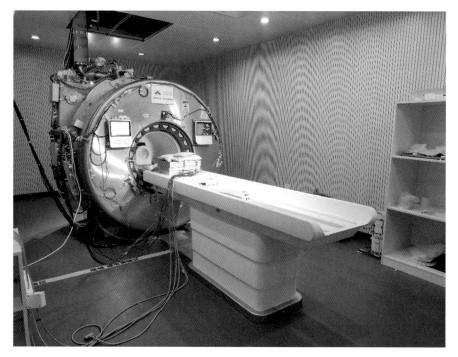

▲ 多核素同步一体化肿瘤分子成像仪

孙夕林，*sunxilin@ems.hrbmu.eud.dn*，哈尔滨医科大学

# 高场功能磁共振成像科研用谱仪

国内对功能磁共振成像（fMRI）的研究基本上是在进口的高场（1.5T与3T）磁共振成像（MRI）系统上进行，尽管国内若干MRI设备供应商开始投入高场MRI产品的研制，但从实现fMRI的角度来看，国内产品与国际先进产品之间存在较大的技术差距，其中一个非常关键的因素就是成像谱仪。成像谱仪具有很高的技术含量，是否拥有自主知识产权的谱仪是MRI技术水平高低的重要标志。国内已有少数几款自主研发的成像谱仪，但在成像功能与成像质量方面尚缺乏国际竞争力，在实时成像、发射/接收通道数、图像信噪比等重要指标或功能方面与国际先进谱仪相比差距较大，并且其设计较少考虑fMRI方法的特殊需求。这种状况使得自主品牌的MRI系统难以满足进行fMRI研究的要求，不利于我国fMRI科学和应用的发展。

北京大学高家红教授团队研制了应用于高场fMRI科学研究的8发射通道/16接收通道并能实现实时功能磁共振成像的成像谱仪。该谱仪的研制为未来发展具有自主知识产权的更高场强（7T和9.4T）的高性能成像谱仪、构建具有相当竞争力的MRI系统提供强有力的指导与支撑。以该成像谱仪为核心的高场MRI科研系统将推动我国fMRI科研发展并提高科研水平。

团队创新性地提出解决多通道射频发射与接收以及实现实时成像的技术方案，采用基于数字技术与软件无线电方法的紧凑架构，形成的谱仪可支持fMRI的各种方法［包括血氧水平依赖（BOLD）、弥散能量成像（DTI）、灌注加权成像（PWI）等］，能够促进国内fMRI科研与MRI临床高端应用的发展，提高国产MRI的国际竞争力。应用于高场fMRI科学研究的8发射通道/16接收通道谱仪的研制促进了医学影像领域的知识创新和技术创新，为fMRI研究建立了核心的硬件基础。在此基础上可以形成高效灵活的科研平台（适用于fMRI研究的国产MRI科研系统），从而拓展和深化国内fMRI研究；为研制7T乃至9.4T系统的谱仪打下扎实基础。多通道发射的脉冲设计及其对图像均匀性的影响研究，为发射线圈的设计提供理论支持与指导。针对实时fMRI的要求优化软硬件环境，为国内fMRI科研提供良好的基础。射频接收中数字解调的算法设计，对于其他医学成像的信号接收有一定的借鉴意义，目的在于提高图像的信噪比。

成果已转化为产品，应用于其自主研制的超导MRI系统产品中，助推朗润医疗MRI产品进一步提升了市场口碑、扩展了市场占有率。成果转化当年（2016年），朗润医疗MRI产品实现销售逾100台，年装机约80台，单一产品产值达2亿元，净利润约3000万元。截至目前，朗润医疗超导MRI已累计装机近500台，临床应用效果良好。成果还形成多篇论文，申请专利1项。

在该仪器基础上，可进一步研制7T乃至9.4T系统的谱仪，助力我国的fMRI研究在不远的将来进入世界最前沿。

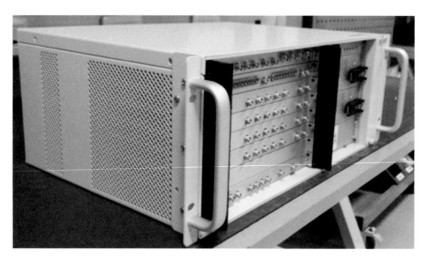

▲ 高场功能磁共振成像科研用谱仪

岳梦溪，yuemx@pku.edu.cn，北京大学

# 基于实时反馈的脑功能磁共振视觉刺激与眼动分析系统

在利用功能磁共振成像对脑功能和脑疾病进行研究时，视觉刺激任务缺乏动态调整与交互，但对被试人员视线的监测具有重要意义，因此是实现可靠研究结果的质量保障。

四川大学华西医院龚启勇研究员团队针对这部分影像相关设备亟需原始创新的国家需求及其在脑功能相关研究中的迫切需要，结合团队在脑功能磁共振成像、视觉刺激研究、眼跟踪研究等相关领域的应用与研发前期研究基础上，开展基于实时反馈技术的脑功能磁共振视觉刺激与眼动分析系统的实现技术研究。内容涉及高速图像传感器控制与接口电路、红外光学成像器件的设计与制作、快速眼动跟踪视线算法、眼动机制模型、视觉刺激与眼动信息互动实现模式、磁共振电磁环境下的三维显示技术以及磁共振兼容技术。该系统为在磁共振设备特定环境下展开视觉刺激与实时眼动信息反馈调节提供灵活手段，为功能磁共振在精神与神经疾病诊断、情绪与认知等领域的研究提供有力的工具，进一步提升我国在功能磁共振相关设备上的研发与应用能力。

团队研制出了利用视线进行交互反馈的磁共振兼容眼动系统和大视场角三维显示系统。采用传像光纤方式可以实现高帧率磁共振兼容眼动图像的获取，对磁共振功能成像无影响。团队在视线追踪技术上率先采用深度学习瞳孔与亮斑跟踪技术，增强系统的稳定性与鲁棒性；设计出大孔径视角磁共振兼容显示技术，实现大视场角双目立体分视。

团队研发的系统提供了在脑功能成像任务态扫描通过眼动的互动工具，丰富了功能磁共振眼动任务的视觉刺激方式，在任务态磁共振扫描获得可以为数据分析提供更多维度的眼动指标数据，同时也为被试的配合提供有效监控。

研制的Cameralink-光纤转换接口高速相机帧率最高可达800fps；视线跟踪计算在头固定模式下配合高速摄像机精度可小于1°，视线追踪速度可达500fps；交互动作响应时间小于50ms；磁共振兼容三维显示器可在3T高场磁共振各类脉冲序列下工作，视场角大于60°，具备左右眼独立刺激功能。这些指标达到或优于国外已有主流类似产品指标。

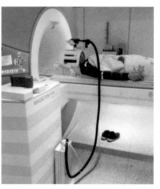

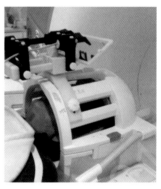

▲ 在试用中的磁共振兼容红外高速摄像系统（上图左下方银色屏蔽盒），光纤（上图黑色管）与固定在头线圈上前端镜头（下图）

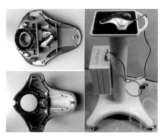

▲用于功能磁共振成像时腔内交互的磁共振兼容光标指示系统

核心专利技术"一种基于FPGA的高速视线跟踪方法""磁共振扫描磁体腔内实时监控系统"已合同转化给深圳市美德医疗电子技术有限公司，主要技术的应用单位达20余家，联合研发的视觉刺激与磁共振腔内监视产品累计销售额超过700万元；专利技术"一种帧图像组合提高视频传输速度的方法"已合同转化给深圳英智科技有限公司；专利技术"一种神经调控靶区定位方法"已转化给四川君健万峰医疗器械有限责任公司，目前使用单位达10余家。相关成果形成论文多篇，获授权国家专利12项。

团队还致力于磁共振兼容视觉刺激与视线追踪技术的推广应用，并将所研发技术进一步应用于神经调控与独立于磁共振的精神疾病辅助诊断研究。其中，视觉刺激被应用于任务态脑功能成像神经调控靶区选择，所研发的系统已与行业内主要企业形成产业化合作协议，并进行医疗器械许可的申请；视线追踪结合体势学技术被应用于精神障碍的人工智能判别与分类。在国家自然科学基金委员会支持下，所研发设备与关键技术将在脑功能与精神疾病中更多的细分领域内得到应用并产生价值。

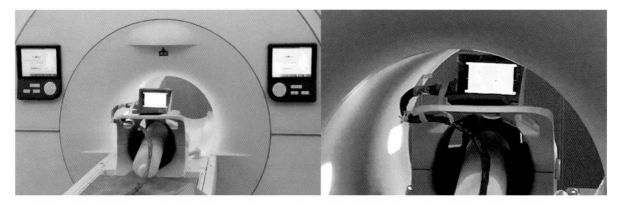

▲ 磁共振兼容视觉刺激显示屏，在此基础上形成了双目分视三维视觉刺激系统。左图为在3T高场磁共振磁体腔口工作的情况，右图为在磁体腔内正常工作的情况

幸浩洋，kevinxhy@163.com，四川大学华西医院

# 光学成像

# 亚微米水平基因表达解剖图谱成像装置

建立鼠脑解剖图谱是近几年脑科学研究的重点之一，虽然国内外研究机构在鼠脑解剖结构和基因表达图谱等方面取得了重大成就，但在细胞层次对全脑神经元结构和分布的研究却进展缓慢。现有的图谱绘制方法难以达到微米甚至亚微米数量级，无法完整地对神经元、神经元网络间的关系进行精确成像。

华中科技大学骆清铭教授团队围绕如何在突起水平获得完整小鼠脑结构图谱，研制出具有自主知识产权的显微光学切片断层成像仪（MOST），可对厘米数量级的大样本进行显微水平（亚微米分辨率）的精细结构三维成像。该技术具有连续自动快速获取数据、图像无须额外配准、稳定性高、精确性高等特点。团队还发明了对完整鼠脑进行染色包埋，在亚微米水平获取全脑、神经元和神经纤维结构信息的样本制备方法。

团队在国际上首次成功获得完整小鼠脑的微米分辨水平三维结构图谱，与传统130张间断的鼠脑图谱相比，MOST技术可获得15380层像素分辨率为$0.3\mu m \times 0.3\mu m$的冠状断面图像，轴向分辨率提高了2个数量级，总数据量为8220GB；完成了Golgi-Cox染色的小鼠全脑数据采集，并建立了海量数据预处理标准化方法。

MOST知识产权已通过挂牌转让方式，转让给武汉沃亿生物有限公司。产品BioMapping 1000被应用于北京大学、北京生命科学研究所、中国科学院遗传与发育生物学研究所、上海交通大学、上海生命科学研究院神经科学研究所、解放军第四军医大学、中国科学院上海药物研究所等多家单位，可用于脑功能、脑疾病、胚胎发育和药物研究，能成功绘制出神经元分布图谱、神经投射图谱、全脑血管图谱等。

相关研究成果形成论文多篇；获授权国内发明专利3项，国内专利4项；入选2011年度"中国科学十大进展"，获得2014年度国家技术发明奖二等奖和2014年度全国百篇优秀博士学位论文奖。

全新的自动化脑图谱获取仪器MOST得到的数据将会为未来的神经科学研究提供重要基础。

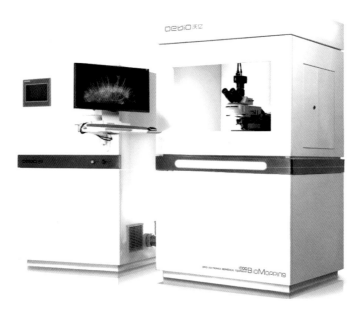

▲ 显微光学切片断层成像仪

施华，huashi@mail.hust.edu.cn，华中科技大学

# 纳米药物活体小动物动力学转运特性多尺度成像系统

纳米药物以其特有的优势成为当今药物研究的热点，但其临床转化效率极低，根本原因是缺乏临床前深入的基础研究及系统的成药性评价。由于纳米药物的药代动力学特性与其疗效、毒副作用等密切相关，优化纳米药物的药代动力学特性可有效提高疗效，降低毒性，提高成药性。所以研究纳米药物动物体内药代动力学特性是临床前基础研究的重要及必要环节，也是评价其临床转化可能性的关键。研究人员针对纳米药物的临床前基础研究及成药性评价的重大需求，以对活体小动物体内纳米药物进行多尺度（整体动物分布、血液动态变化、主要代谢器官分布及损伤、靶细胞内转运）同步实时监测为目的，构建双模态多尺度的动态成像系统，同步观测纳米药物在活体小动物体内多层次的转运特性，特别是在靶细胞内的转运及释放特性的显微成像。

中国药科大学顾月清教授团队通过建立纳米药物经典血浆动力学及靶细胞动力学模型（PK 模型），揭示其差异的本质，系统阐明纳米药物小动物活体内的转运机制；并通过多层次同步参数的获得，修正小动物活体内经典动力学及靶细胞动力学与药效的 PK-PD 模型，探索建立纳米药物成药性评价体系。

纵观国内外研究现状，没有任何一种仪器能够满足活体动物内多尺度的药代动力学研究需求。多尺度的药代动力学特性能真实揭示药物作用机制，并能较准确地预测疗效。高分辨率的光学显微成像技术是细胞药代动力学研究不可或缺的工具。充分整合核素成像的高灵敏、强穿透力以及光学显微成像的高分辨率的优势，可实现活体小动物多尺度、同步监测纳米药物在不同器官、组织、靶细胞内的动态分布。该仪器能够揭示纳米药物血浆药代动力学与靶细胞药代动力学差异的本质，阐明纳米药物小动物体内动力学转运机制。团队通过多参数的同步测量，修正纳米药物经典动力学及靶细胞动力学与药效的相关 PK-PD 模型，探索建立系统性的纳米药物成药性评价体系，同步获得纳米药物在活体动物内多层次的动态信息。实现活体靶细胞内药物动力学成像是攻克该研究的关键技术。

团队以抗肿瘤药物阿霉素为模型药物，上载到不同粒径、不同表面特性的纳米载体内，表面修饰相同的肿瘤配体，考察不同纳米药物在荷瘤鼠（皮下移植肝肿瘤及肝原位癌）体内动力学特性及靶细胞动力学特性，建立特定纳米粒子的血浆动力学、靶细胞动力学以及生理药代-药效模型。

团队通过纳米药物在血浆、转运组织、代谢器官及靶组织内的经时曲线，分析其血浆药代动力学及靶细胞药代动力学的差异以及与药效的关系，建立 PK-PD 模型，探索纳米药物成药性评价指标；探讨不同纳米药物代谢的差异及原因，考察与药效的关系，评价其成药性；通过光纤成像系统（介观）实时观察肝、肾两个主要代谢器官的药物集聚及组织结构，在位评价其损伤情况；探讨纳米药物在体外培养的活细胞、活体细胞内的转运差异性及原因，评估离体活细胞研究的局限性；考察纳米药物在体内外耐药性靶细胞中的转运差异，研究纳米药物抗耐药可能机制。

成果形成论文多篇，申请专利7项。

团队基于前期的动物实验，根据实际需求，优化了仪器硬件部件与软件参数，未来有望应用于临床肿瘤病人的诊断及手术导航。

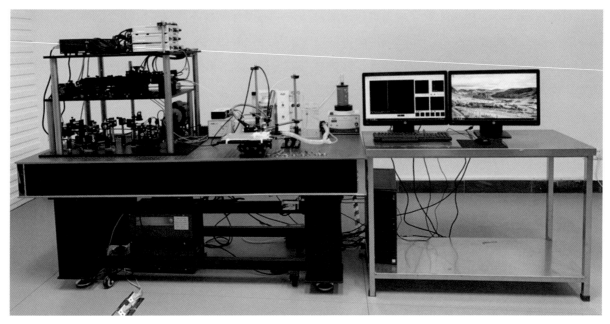

▲ 纳米药物活体小动物动力学转运特性多尺度成像系统

顾月清，guyueqing@cpu.edu.cn，中国药科大学

# 基于荧光分子纳米分辨定位的超分辨定位成像仪器

神经环路是一切脑功能的结构基础，神经环路的示踪及可视化，对高等脑功能和脑疾病的研究具有重大的科学意义。嗜神经病毒在活细胞和组织中能跨多级突触，实现真实功能神经环路示踪，是描绘神经环路完整连接图谱最有潜力的示踪工具。但是，嗜神经病毒入侵与跨突触传播机制尚不清楚，极大限制了嗜神经病毒在神经环路示踪中的有效性。

海南大学黄振立教授团队在前期工作的基础上，研制了大视场超分辨定位成像技术体系和仪器样机，突破了成像视场小、数据处理慢的瓶颈，并初步用于细胞功能多尺度可视化。本仪器为嗜神经病毒入侵与跨突触传播机理研究提供独特的工具，将为脑连接组学从单神经元分辨率提高到单突触分辨率提供技术支持，同时也为其他生命活动过程的研究以及疾病的发病机理及治疗等多个研究领域提供新的平台。

该仪器的原创性、科学价值及关键技术指标先进性如下。

（1）研制核心器件"高功率多模光纤合束器"，解决高功率平场照明需求，进而实现分辨率均匀的超分辨定位成像，将视场提高到220μm×220μm（是商品化仪器的19.4倍，将单帧超分辨成像视场的世界纪录提高了约3.7倍）。

（2）开发在线多分子定位算法QC-STORM，解决数据处理慢的难题，实现互补金属氧化物半导体（sCMOS）相机数据的实时处理（2048像素×2048像素，100fps）。

（3）研制大视场超分辨定位成像技术体系和仪器样机，已初步用于细胞功能多尺度可视化，提升国内同行的基础研究水平，帮助占领前沿研究的制高点。

团队跟武汉大学袁荃教授合作建立了多孔硅纳米颗粒的细胞毒性研究平台；与中国科学院武汉病毒研究所罗敏华研究员合作，结合基于超分辨成像的共定位分析，揭示了病毒粒子的轴突运输规律；与华中科技大学张玉慧教授合作，在活细胞内记录了肌动蛋白重新排列的动态过程。

相关成果形成论文多篇；申请专利7项，其中与成像系统相关专利5项，跨突触工具病毒2项；研发1台超分辨定位成像仪器样机。

团队有望针对脑科学和临床医学诊断中的重大技术需求进行仪器改进，为单突触分辨神经连接图谱描绘、重大疾病和慢性病的体外诊断与疗效监测等研究提供新工具。

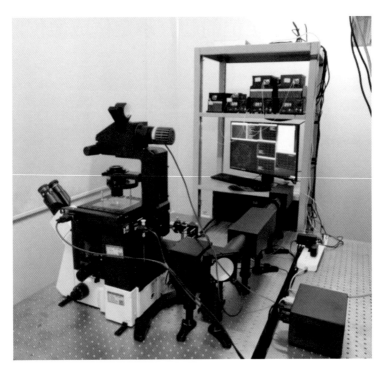

▲ 超分辨定位成像仪器

黄振立，Huang2020@hainanu.edu.cn，海南大学

# 高精度医学信息立体空间透视融合装置

清华大学廖洪恩教授团队针对在临床医学和基础科学研究应用中，立体空间透视融合显示的迫切需求，研制了基于裸眼立体全像技术和原位显示技术的医学信息空间透视融合显示装置，实现了全彩色的三维动态图像无偏差的立体空间融合与智能化分析显示，使观察者能准确观测目标物的表面信息与空间立体结构。团队结合诊断和治疗手段来进行微创手术等临床应用以及相应的基础科学研究，并为开辟新的生物医学研究领域、催生新的研究成果提供新的思路。

团队提出世界首创的融合三维医学影像的立体空间透视导航技术，在高清晰立体显示、空间透视融合和原位显示装置、多模态影像信息采集处理系统等关键技术方面均取得了重大突破。团队研制了同时具有0.46mm空间分辨率和673°全方位观察视角的动态裸眼三维显示器，长距离三维显示的图像纵深可达292cm；建立了高精度原位透视融合方法和基于自定位技术的透视原位显示方法，实现了吻合误差为0.49mm、透视精确度为99.1%的高精度空间透视融合；研制了面向基础研究和医学临床应用的多款透视融合装置，实现了实时自动扫描与透视融合。成果可广泛用于微创外科与基础科学研究领域，提升对精细医学或生物学影像结构呈现与显示的直观性与精确性。在多模态信息采集、处理与人机交互软件方面，团队提出的可进行智能化影像配准分析与融合的新型算法为医生和操作人员在临床诊疗和研究中提高判断精度和速度提供了新的方式。团队研制的系列透视融合原位显示装置，其系统评估与临床试验的成果获得了本领域国内外的同行专家的认可，系统的创新性与实用性与现有商业系统相比均具备明显优势。

团队成功进行诊断治疗一体化技术的研发，开创了该领域由概念—实验室研究到临床—实际应用转化的先驱工作；研制了系列成型仪器，并与合作单位联合开展了模型实验、离体组织实验、动物实验、临床志愿者实验，关键技术指标通过中国食品药品检定研究院第三方技术评估。目前，研制设备已在国内外高等级医疗机构中开展多领域的临床试验与评估，在神经外科、骨科、肝胆复杂病变等复杂疾病的诊疗中均得到积极的临床结果，为诊疗精度的提高与后发症状的减少提供有力保障。研制的空间悬浮三维立体成像装置在临床医学、基础医学与生物学领域的科学研究及诊疗研究中体现出了良好的适用性与先进性。

相关成果形成论文多篇，在裸眼三维显示、增强现实操作、三维立体成像装置、三维悬浮显示系统以及外科手术的智能成像等方面获授权专利12项；在亚太医学与生物工程联合会、亚洲计算机辅助外科大会、中国生物医学工程大会等会议中获得12项国内外科研学术奖励，并获得我国生物医学工程领域最高科技奖——黄家驷生物医学工程奖。

团队提出的真三维空间透视融合导航被研究、临床与产业领域专家评价为总技术处于国际先进水平。在项目系统应用与论证的基础上，所研制的新型仪器将进一步面向复杂微创诊疗的临床医学领域以及智能大数据分析可视化的基础研究领域，进行更深入的应用转化研究，完成更全面的仪器性能检测与实验评估，转化为具有完全自主知识产权的新型微创诊疗导航系统与科学研究仪器。

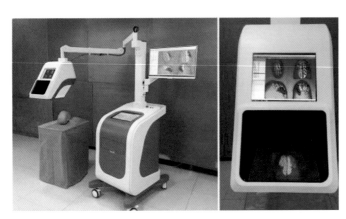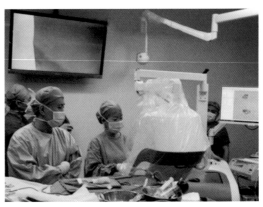

▲ 高精度医学信息立体空间透视融合装置与手术场景

廖洪恩，liao@tsinghua.edu.cn，清华大学

# 用于小动物活体成像的光片照明荧光显微成像系统

在研究疾病的发展过程、分子探针的作用机制及其在组织和细胞的定位等方面，需要研制一种具有高灵敏度、高时空分辨率，可在细胞、组织水平进行在体、实时动态观察荧光信号分子体内行为的显微成像系统。

光片照明荧光显微是最近发展起来的一种新型三维显微成像技术。它采用正交光路设计，用一层光束薄片从侧面照明样品并激发荧光，在垂直于光片的方向上利用显微物镜和数字相机拍摄样品二维荧光图像，然后通过轴向扫描光片或移动样品实现三维层切成像。与激光扫描共聚焦显微和双光子荧光显微等三维成像技术相比，光片照明显微仅激发成像薄层区域的样品，避免了离焦背景噪声对成像质量的影响，具有对比度高的优点，且所需激光能量仅为共聚焦显微的1/1000，能有效降低光漂白和光毒性，因而适宜对活体生物样品进行数小时甚至数天的长时间成像。片状光照明方式和宽场探测技术的结合，还具有成像速度快的优势。

中国科学院西安光学精密机械研究所姚保利研究员团队利用光片成像原理，设计了独特的样品池和样品固定装置以及独特的激发、探测成像光路，使这项技术能够用于活细胞及组织的在体、实时动态成像，在细胞生物学、发育生物学、神经科学等领域具有重要的应用。

团队研制出了可在细胞、组织水平进行低损伤、快速、三维成像的光片荧光显微成像设备，其具有四波长（405nm、488nm、532nm、642nm），激发及光片场可以实时切换和动态调制的特点。团队提出并实现了贝塞尔光束互补光束相减法（CBS），解决了空间分辨率和视场相互制约等关键科学问题，并将其成功应用于生物成像，为活体微小生物的高时空分辨观测提供了一种新的工具。团队设计合成了多种靶向探针，评价了十余种分子探针应用于肿瘤与疾病的潜力，启动了新型特异性肿瘤显像剂一类新药的申报。成像视场为$300\mu m \times 210\mu m \times 200\mu m$；成像速度为$60fps@1024 \times 1024pixels$；横向分辨率为$0.47\mu m@488nm$；轴向分辨率为$2.3\mu m@488nm$。

研制的光片荧光显微成像系统目前主要用于科研。团队与中国科学院生物物理研究所、北京大学、中国科学院动物研究所、西安交通大学、中国科学院上海药物研究所等单位开展了合作研究，取得了一些科研成果。目前虽尚未形成商业化仪器设备，但已掌握其关键技术和系统集成能力。

相关研究成果形成论文多篇，获授权发明专利12项（含国外发明专利1项）；项目负责人作国际会议特邀报告20次，获得日本"高速成像奖"；团队荣获中国光学工程学会科技创新奖二等奖、中国光学科技奖三等奖。

光片照明荧光显微成像研究除了显微成像系统的设计与研制外，还包含生物医学应用和图像信息后期处理分析等系列工作。团队对光片照明荧光显微系统的设计与研制做了大量细致工作，达到了预期指标，仪器本身的成像性能后续还可以进一步优化和提高。该仪器的空间分辨率尚未突破衍射极限，如何突破衍射极限获得更高的空间分辨率是一个更有挑战性的科学问题。团队后期拟利用结构光照明技术或参考位置取回功能（SRRF）技术实现超分辨率成像。未来期望聚焦生物医学应用，与从事生物医学研究单位合作，解决神经科学、细胞生物学和发育生物学领域的一些关键科学问题。

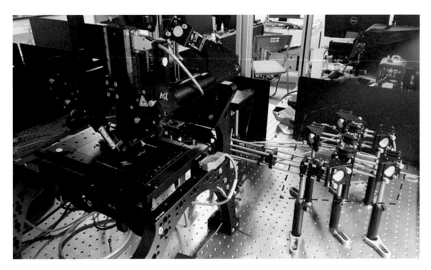

▲ 光片照明荧光显微成像系统

姚保利，yaobl@opt.ac.cn，中国科学院西安光学精密机械研究所

# 小动物三维在体神经回路成像设备

　　神经回路是一切大脑活动的基础，是研究脑疾病机理的重要信息。因此，神经回路的研究已成为许多国家在生命科学研究和未来发展的战略制高点。研制具有自主知识产权的新型三维在体神经回路成像设备，将有助于大脑基本功能、脑疾病的发生发展机制、诊疗手段和相关药物研发方面的研究，促进脑科学的发展，具有重大科学价值和社会意义。

　　中国科学院自动化研究所杨鑫研究员团队研制了小动物三维在体神经回路成像设备。设备以双光子激发成像模态为核心，有机融合光片照明显微成像模态，从细胞分子、结构图谱和功能回路多个层面，系统全面地提供生物体的神经回路信息。研究围绕小动物三维在体神经回路成像设备研制这一核心目标，涉及成像设备、图像算法、软件平台、验证评价以及生物医学应用等多方面。团队针对在体神经回路深层和快速的成像要求，研制有机融合多光子深层激发成像模态和光片照明快速扫描显微成像模态于一体的小动物三维在体神经回路成像设备，研发适用于快速动态神经回路成像的影像信息处理与分析平台，开展小动物预临床生物医学应用研究，为脑疾病的精确诊断和机理研究提供成像方法和工具。

　　设备特色和创新之处主要体现在，同机融合双光子深层激发、光学切片快速扫描技术、多色双侧光片设计和在体神经回路成像应用，为小动物在体神经回路成像提供高分辨率、高特异性和高灵敏度的解剖结构成像，功能成像和分子特异性成像，为神经回路结构连接图谱描绘和脑疾病相关神经回路机理的基础研究提供技术支撑。团队通过自主创新，突破了以下几大关键技术。

　　（1）同机融合双光子深层激发和光学切片快速扫描技术。利用双光子深层激发，通过二维快速扫描振镜，实现平面内的切片扫描，并通过在双光子激发所形成的光切片平面上进行动态对焦，实现同机融合双光子深层激发和光学切片快速扫描。其中，横向分辨率达到 $0.47\mu m \times 0.47\mu m$，轴向分辨率达到 $471\mu m$，成像深度达到 1mm，时间分辨率达到 50ms。

　　（2）主动式自适应光学波前整形成像技术。光学成像系统的成像质量依然极大地被生物样品的光学性质影响。这是因为生物样品的折射率空间分布不均匀（波长级别），当激发光在生物样品内部传输时，光将会偏折或者散射，光的聚焦将会受到很大影响。这将会极大影响成像的分辨率和对比度，从而影响成像深度。团队利用波前探测器检测样本组织的散射特性，将检测的信息通过控制器反馈到可变形镜，通过调整可变形镜的形状实现波前整形，从而使入射脉冲光在生物样本的深层实现聚焦，提高非线性脉冲光的激发深度和探测灵敏度。团队还通过不同非线性光学显微成像获取神经回路结构与功能特征。针对神经回路成像要求，不仅需要双光子激发显微成像对神经细胞信息进行获取，还需要通过自适应光学技术提高深层聚焦能力，活体成像深度提高到了 1.07mm，透明样本成像深度达到 8.20mm。

（3）在成像方法上，团队对介观神经回路成像技术的研究为小鼠神经回路联结，神经元的投射回路和斑马鱼、果蝇等模式动物的神经科学研究提供了一种有效的技术手段。但是高分辨率快速的介观成像存在图像数据量大、动态图像配准速度慢、高吸收高散射组织的条纹伪影严重、成像深度浅等难点问题。针对上述问题，团队开展系统研究，研发区域并行配准方法，对多个小区域的图像进行并行配准，对斑马鱼神经元进行非刚性配准的近似，比常规基于CPU的图像配准速度快3倍以上。针对小动物大脑回路成像样本中高吸收和高散射组织使得获取的光片图像中有条纹伪影，导致最终获取的图像质量差的问题，团队研发了非下采样轮廓波变换（NSCT）方法，通过将光片图像中的条纹伪影从原始图像中分离出来后再进行去除，图像信噪比提高30%以上。团队通过对荧光标记的小动物大脑神经回路进行多个角度的光片图像采集，提取图像中尺度不变特征进行匹配并通过聚类算法求出旋转中心，再用最近邻算法和加权平均法进行图像的三维重建，提高了图像的质量。该方法可对光片照明扫描成像中采集的多角度图像进行融合，有效抑制图像噪声和散射模糊，提高显微图像的Z向分辨率。

相关研究成果形成论文多篇；申请国家发明专利20余项，获授权国家发明专利10项；申请国际发明专利1项；构建了该新型成像设备的完整自主知识产权体系。

未来可利用研制的成像设备观察脑疾病模型小鼠在清醒状态下的特定神经回路中，荧光标记神经元细胞之间的信息交换过程，从而更好地了解和认识脑疾病的发生发展机理，为研究人类脑疾病的发病机理和指导治疗奠定基础。此外，团队研发的设备还可以用于发育生物学、生物表型学等领域，进行活体斑马鱼、果蝇、线虫生长发育和衰老的研究。

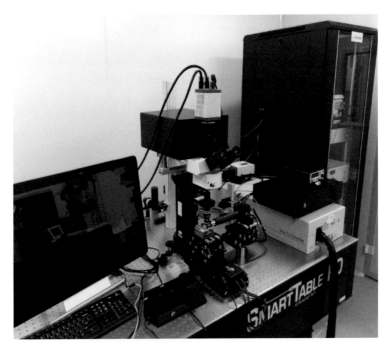

▲ 神经回路成像设备

惠辉，hui.hui@ia.ac.cn，中国科学院自动化研究所

# 应用于生物医学领域的低温调频非接触原子力显微成像系统

针对生物医学中直接解析单分子高阶结构的重大科学需求，上海交通大学邵志峰教授团队搭建了一套亚纳米级分辨率低温调频非接触原子力显微成像系统，用来优化低温成像条件，建立具有高分辨能力的成像技术与方法，为单分子结构生物学、分子生物物理学等领域提供一种具有独立知识产权的全新技术途径。

团队自主研制了目前世界上首台在常压低温（液氮温度）环境下实现对生物样品高分辨成像的原子力显微成像系统。该系统可采用多种模式成像，包括常规的接触扫描模式、轻敲模式、调频非接触模式和峰值力轻敲模式，在分辨尺度、成像机理及应用范围等方面与晶体衍射、电子显微成像、超分辨光学成像及电子顺磁共振等方法互补，形成从小分子到超大分子复合体、亚细胞结构乃至病理切片的完整结构解析方法链。已完成搭建的低温原子力显微镜成像系统的整体噪声水平在常温下为18fm/Hz，优于目前主流商业化原子力显微镜水平；在低温下达到了 10 fm/Hz，可以实现埃级层次的分辨能力。团队在仪器研发过程中发现，在低温非真空条件下，存在一种尚未被现有文献描述的表面接触力。初步数据显示，这种接触力不同于常温大气环境中源于表面水凝聚的接触力（表面张力）。这种作用力的作用距离很短，可能主要产生于固体表面（探针与样品）接触时出现的动态键。该现象的进一步分析，对超低温下机械系统的设计、运行有重要的指导意义，有助于极端条件下（如太空）的科学研究和技术创新。同时，该成像系统对动态结构以及非规则结构的生物大分子体系具有独到的优势，可与晶体衍射、冷冻电镜等技术相结合，通过分子模型构建、分子动力学计算等方式，研究复杂多变的超分子、细胞膜等重要问题，实现高分辨的全结构重建。

相关研究成果形成论文多篇，申请代表性发明专利3项，其他相关发明专利 5 项（其中国际专利 1 项）。

研制的成像系统是一种可以对各种随机分布的生物大分子及其组合进行高分辨单分子结构分析的高信噪比技术，对结构多变、具有多种形态的体系具有独到的优势。该系统通过超低温保存样本的本征状态，应用范围包括结构生物学、分子生物物理学、药物开发、纳米医学等领域。该成像技术可以获得复杂样品的高分辨表面结构，因此，可以有效地与晶体衍射、冷冻电镜等方法相结合，通过模拟计算形成一个普适的结构学方法。该成像系统将为多元、多聚复杂大分子的构象乃至动态分布，细胞膜的分子组成以及生理/病理切片等具有重大意义的科学与临床问题提供一个有效的新工具。

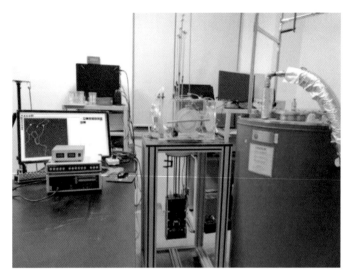

▲ 自主设计、搭建的低温原子力显微镜成像系统，包括低温杜瓦成像主体和相关的电子控制系统

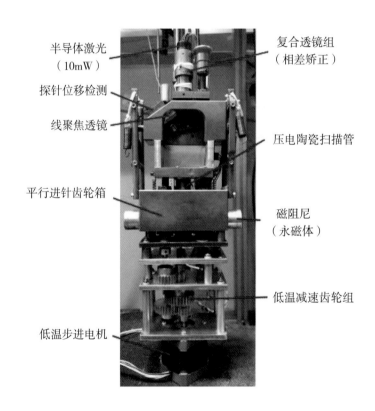

半导体激光
（10mW）

探针位移检测

线聚焦透镜

平行进针齿轮箱

低温步进电机

复合透镜组
（相差矫正）

压电陶瓷扫描管

磁阻尼
（永磁体）

低温减速齿轮组

▲ 设计、搭建完成的自动化低温原子力显微镜成像头，包括低温激光系统、大范围压电扫描、光学检测器及前置放大器和低温步进电机驱动的自动化平行进针装置

沈轶，shenyi12@sjtu.edu.cn，上海交通大学

# 小动物心肌微循环声／光双模三维成像系统

心肌微循环结构及血流动力学的准确评价对诸多心血管疾病的实验研究与临床诊疗具有重大意义。目前无论在临床还是实验室，尚无可靠的无创性影像技术能对活体心肌微循环的结构与功能进行直接评价。

华中科技大学同济医学院附属协和医院谢明星研究员团队创新性地融合超声和激光血流成像技术，研制了小动物心肌微循环声／光双模三维成像系统，可对活体心肌冠状动脉微循环进行显微成像，并在一定深度范围内实时检测心肌低速血流。该系统基于平面波多普勒成像技术进行心肌深层的冠状动脉微循环成像，联合激光血流成像技术，应用高性能现场可编程门阵列（FPGA）信号处理和高精度多自由度机械臂，对声／光信号进行采集和处理，再通过双模图像处理软件产生高分辨声／光双模成像。该系统的研制将为心血管疾病实验研究中的心肌微循环活体解剖显像和血流动力学检测提供一种崭新的工具。

由于传统超声B超难以实现对心肌微血管的显微成像，而高频超声对血流成像敏感度又不高，超声造影成像技术受限于探头的频宽和成像速度，无法实现对心肌微血管的快速精确成像。因此，团队先利用平面波的快速发射及血流的高灵敏度，通过研制基于平面波的超快冠状动脉多普勒成像技术，实现对心肌深层微血管的显微成像，同时利用激光血流成像技术对冠状动脉的低速血流精确测量。在实现心肌微血管显像基础上，团队进一步通过双模的融合成像技术，实现对心肌微循环的可视化。团队首次采用声光双模技术对心肌微血管进行评价，用光学对血流速度敏感性弥补超声对低速血流检测的不足，实现心肌微循环的完整显像和血流测量。

团队首次提出小动物冠状动脉微循环基础研究工具缺乏问题，研究如何实现冠状动脉微血管成像的科学技术问题，研究如何实现心肌低速血流检测的科学问题，为小动物冠状动脉微循环基础研究提供可靠工具。

系统的关键技术指标：对冠状动脉的空间，分辨率达 $100\sim300\mu m$，能显示冠状动脉前微动脉和微动脉；能对大鼠心脏心肌全层成像，深度为 $1.5\sim2cm$；低速血流显像 $<20mm/s$；平面波超声成像的帧频达 1000 fps 以上。

相关成果已形成论文多篇，申请发明专利 8 项，获授权实用新型专利 7 项。

该设备的成功开发，为小动物的心血管病的机制和功能研究提供可靠的无创评估手段，在此基础上还可进一步搭配超声造影剂技术，或开发出更加灵敏的血流成像。冠状动脉血流成像技术可以应用于心脏的微血管结构病变成像，心脏冠状动脉储备功能评估或促心肌血管新生的药物疗效评估，如心肌梗死的栓塞治疗评估（如心血管支架植入后的微循环恢复状况评估，移植物血管病变等）。该成像技术可以更好地应用于其他器官或组织的微血管结构成像和功能评估。

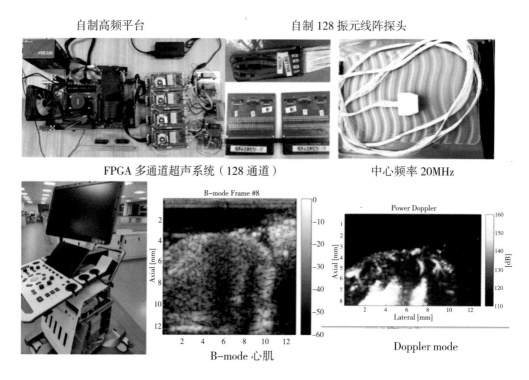

自制高频平台　　　　　　　　自制128振元线阵探头

FPGA多通道超声系统（128通道）　　　　中心频率20MHz

B-mode 心肌　　　　　　　　Doppler mode

▲ 心肌微循环声/光双模三维成像系统

靳巧锋，Qiaofeng-jin@foxmail.com，华中科技大学同济医学院附属协和医院

# 面向全四维动态成像的精准自适应大动物 SPECT/CT 一体化成像设备

现代医学处于向精准医学和个性化医学发展的历史转折点。分子影像是基础研究向临床转化的桥梁。大动物因其在解剖和生理上与人相似，是转化医学研究的关键模型工具。

清华大学何作祥教授团队研制了一种高灵活性、高动态特性的大动物单光子发射计算机断层成像/计算机断层成像（SPECT/CT）一体化成像设备。团队针对猪、狗、猴、兔等临床前分子影像常用大动物模型，采用同扫描床体、SPECT/CT同轴的一体式成像子系统组合方案，配置动物生物体征维持和生物信息采集功能，获取SPECT/CT融合图像。

团队首创采用静态整环多针孔准直器结构方案和CT引导的准直器自适应选择技术，实现性能参数精准适应特定应用需求的SPECT/CT融合成像装置，并建立从三维空间分布到四维多帧动态，直至四维连续动态的定量SPECT成像方法，推动SPECT成像技术向精准成像和动态成像进一步发展。

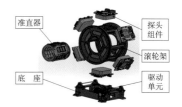

▲ 系统物理设计

系统关键技术指标设计体现性能参数精准适应特定应用需求的先进性。其中，大视野/高清模式实现成像分辨率≤3mm，探测效率≥300cts/（s·MBq），视野≥30cm；高动态模式实现成像分辨率≤4mm，探测效率≥1000cts/（s·MBq），视野≥20cm。其视野尺寸是现有小动物成像系统无法达到的，成像分辨率和探测效率综合性能远好于现有人体SPECT。

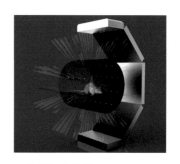

▲ 系统机械设计

该装置主要应用于临床基础研究和新药物研发领域，为相关药物研发过程中的动物有效性与安全性评估、新医疗技术与方法向临床转化、基础生理学与分子生物学等科学研究与技术研发提供有力工具。仪器目前处于研发状态，预计完成后可直接转化用于科研院所等单位。

成果形成论文多篇，申请专利1项。

我国生物医药行业正处于从跟随到原始创新的关键转型期。该仪器的成功研发将有望助力我国原研药物的分子影像验证技术上一个新台阶，具有重要的社会价值和广泛的经济应用前景。

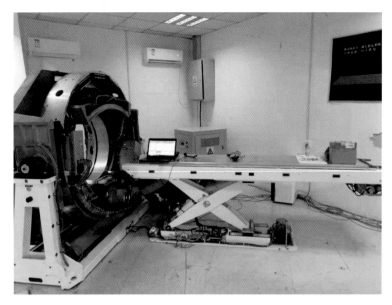

▲ CT 子系统

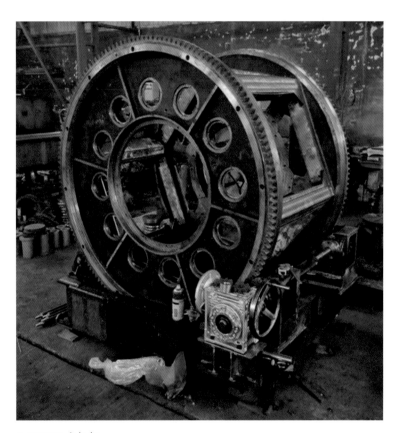

▲ SPECT 主机架

马天予，maty@tsinghua.edu.cn，清华大学

# 小动物光学多模融合分子影像成像设备

针对重大疾病防治和重大新药创制的国家战略需求，中国科学院自动化研究所田捷研究员团队历时五年成功研制出小动物光学多模融合分子影像成像设备。设备以光学分子成像模态为核心，有机融合核素和结构成像模态，从细胞分子、功能代谢和解剖结构多个层面系统全面地可视化小动物活体生理病理信息。团队围绕多模成像设备研制这一核心目标，进行成像模型、重建算法、成像设备、融合平台、验证评价以及医学生物应用等多方面的研究。

团队从小动物体内器官组织的复杂性和恶性肿瘤的异质性出发，创建基于组织特异性的光学多模融合分子影像成像模型和快速鲁棒全域重建算法；研制有机融合不同模态成像设备于一体的小动物光学多模融合分子影像成像设备；研发统一的多源影像信息处理与分析平台；开展恶性肿瘤发生发展机理、早期精确诊断以及药物疗效定量评价的生物医学应用研究，为肿瘤早期精确诊断和药物定量疗效评价提供了技术支持和设备保障。小动物光学多模融合分子影像成像设备的研制，旨在同机获取多种无创活体成像模态的影像信息，突破单模成像在疾病检测灵敏度和精准度的局限，获取更全面和完整的影像数据，推动肿瘤等重大疾病的基础生物医学研究。

该设备创新点主要体现在以下几个方面。

（1）成像设备。突破单模局限，同机融合生物自发光断层成像（BLT）、激发荧光断层成像（FMT）、契伦科夫荧光断层成像（CLT）、计算机断层成像（CT）和核素正电子发射断层成像（PET）五种成像模态；克服不同成像模态探测元件之间的互相干扰，使其可以同机获取多光谱可见光、多光谱近红外光、$\gamma$ 射线、X 射线和射频波等不同能级和频率的电磁波；全面提升成像设备对多种模态分子探针的活体探测能力，其中，光学信号的探测灵敏度达到了 30photons／（s・sr・cm$^{-2}$），为高灵敏高精度光学融合分子影像提供了更为全面和多源的原始信号获取能力。

（2）成像原理。使用高能 $\gamma$ 射线和低能契伦科夫荧光进行双内源激发光学–核素融合成像，实现早期微小肿瘤的超高灵敏度检测；克服光学成像信噪比不足、核素成像分辨率不足的缺陷，全面提升传统激发荧光成像的信噪比、CLT 的信号强度以及 PET 的分辨率，最终在活体小动物上实现早期微小肿瘤的超高灵敏度无创成像。该新型成像原理将常规成像技术对于肿瘤的最小有效检测直径精度由约 5mm 提高到了 2mm 以内。

（3）成像方法。创建分子特异性光学多模融合成像模型和智能快速断层重建算法，实现小动物体内探针分布的三维快速高精度成像；将高阶球谐近似模型、扩散近似模型和线性传输模型，通过边界耦合条件设定进行有机融合，再辅以多光谱、多组织的光吸收和光散射先验信息，构建分子特异性光学多模融合成像模型，实现对不同光子在小动物体内扩散传播的精确描述。通过人工智能网络模型的大数据训练，使其直接构建光学多模信号与体内分子探针分布之间的非线性关系，提高三维逆向重建的速度。该成像方法不仅有效实现了分子探针体内分布的三维高精度形态重建，其精度平均误差小于200μm，而且还实现了实时重建，重建平均耗时小于50ms。

针对小动物活体疾病模型，如肿瘤动物模型、心血管疾病动物模型等，该成像设备可充分利用多模态分子影像所提供的定性、定位和定量的数据信息。团队通过将细胞分子水平、功能代谢水平、解剖结构水平等多种生理病理信息的可视化与影像融合，开展相关疾病的发生发展在细胞分子水平的机制研究、人工调控干预研究和新药疗效评价研究等应用，同时通过技术转移，已在术中导航进行了临床应用。

依托该重大仪器项目研发的核心技术，团队通过技术转移形成了产品化、系列化的光学分子影像手术导航设备。相关医学影像设备先后获"内窥镜摄像系统""荧光分子成像仪""内窥镜荧光摄像系统""内窥镜用冷光源"4个国家药品监督管理局的医疗器械注册证，此外还有2项产品通过了欧盟CE认证。相关产品已在北京协和医院、中国人民解放军总医院、中南大学湘雅医院等百余家医院开展了千余例临床试验，慧眼H2000等系列荧光分子导航成套设备在我国十余家三甲医院外科手术科室得到部署和应用，已成为术中精准外科的利器和重器。团队牵头制定了《医用内窥镜 内窥镜功能供给装置 含有近红外激发光的冷光源》《医用内窥镜 内窥镜功能供给装置 近红外荧光摄像系统》等2项团体标准。

相关成果形成论文多篇；在多模态成像技术方法等关键领域申请国家发明专利45项，获授权国家发明专利60余项；申请国际发明专利3项，获授权国外发明专利3项，构建形成了基于该新型成像设备的完整自主知识产权体系；先后获得全国创新争先奖状、第23届全国发明展览会金奖、中国科学院科技成果转化奖一等奖、科技部中国医疗器械创新创业奖一等奖等多项奖励。

目前该设备主要在肿瘤的早期检测、分子探针的肿瘤摄取、抗肿瘤药物的疗效评估等方面开展初步系列应用和研究。未来将继续加强该设备在生物医学应用领域的深入研究，后续该设备将在肿瘤学的其他领域，如肿瘤免疫治疗、肿瘤干细胞、肿瘤微环境成像等，开展多系列的深入研究，可望取得相关领域国际前沿创新成果，实现从0到1的突破，引领推动相关学科领域的发展。

此外，通过中国科学院仪器设备的共享平台，该设备将在全国范围与高等院校、科研院所和临床医院等单位的不同科研团队实现应用共享。该设备在肿瘤以外的其他疾病（如心血管、脑疾病等）领域的应用和研究也会陆续开展，面向"健康中国2030"的重大战略，进一步推动多种重大疾病的生物医学深入研究。相关转化成果一方面可实现内窥镜产品的国产化替代，另一方面将形成完全自主知识产权的功能内窥镜产品。

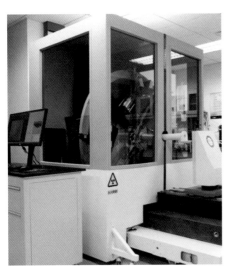
▲ 小动物光学多模融合分子影像成像设备

徐敏，Min9.xu@ia.ac.cn，中国科学院自动化研究所

# 三维无惯性快速扫描多光子显微成像仪

脑的大多数功能是通过神经回路实现的，观测其中所发生的并行分布式信息存储、处理，需要高时空分辨地对神经回路进行观测。飞秒激光多光子激发显微镜具有微米级空间分辨率，有潜力在活体中以亚细胞分辨率观测神经元群落活动，但由于采用机械扫描，成像速度较慢，难以观测网络中多个细胞的快速功能活动。

华中科技大学曾绍群教授团队在研发的无惯性快速XY方向二维扫描新器件新系统基础上，发展了数字微镜阵列器件（DMD）进行衍射数字扫描以及全场均匀的色散补偿，建立了三维无惯性快速扫描显微成像样机。

团队研究了以AOD/DMD为核心器件的三维无惯性随机扫描成像仪器，研发了核心色散补偿器件与软件。传统的色散补偿方法只能提供固定的角色散，不能补偿全扫描视场色散。因此，团队建立了DMD随机扫描的新技术，扩大扫描范围，并进行放大率矫正等提高实用性。另外，为提高观测速度，团队发明了共焦双光子双焦面同时成像技术，实现两个层面同步观测；针对观测神经活动的需求，研发了仪器的控制软件，以便高效便捷地进行神经科学的探究；提出了获取单个动作电位的LqIS方法，在低信噪比情况下，LqIS方法也能较好地从钙荧光信号中重建出神经元活动。在上述基础上研制的三维无惯性快速扫描多光子显微成像仪器，可实现1000frame/s的二维超高速扫描，横向分辨率为0.54μm，轴向分辨率为1.90μm；荧光信号解析达到单个动作电位精度。

研发的仪器与技术获得初步应用，在中国、美国的6个神经科学小组用于研究神经群落的功能测量、控制及脑网络连接，另外，全视场色散补偿器件用于飞秒激光精细3D加工等。

相关成果形成论文多篇，建立的技术与方法获授权国内发明专利5项，另申请国内发明专利4项、国外发明专利2项、软件著作权1项。团队负责人2次在国际光学工程学会（SPIE）组织的境外国际会议作邀请报告。

该仪器可用于神经群落快速的动态荧光信号的记录与分析，也有望用于飞秒激光灵巧扫描和飞秒激光手术与生物医学加工。

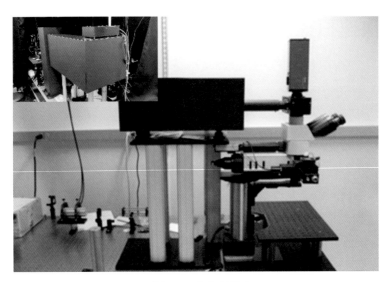

▲ 整机及三维扫描模块

曾绍群，sqzeng@mail.hust.edu.cn，华中科技大学

# 小动物在体自发荧光断层分子影像仪

研制开发出安全、可靠、经济、高效且具有自主知识产权的在体光学分子影像设备，可以获得基于复杂生物组织特异性的动态光学分子影像成像理论和重建方法，有效开展病理模型小动物实验研究，验证设备和算法理论的有效性、可行性和准确性，推进拓展我国在光学分子影像设备开发并应用于生物制药和生命科学领域。

中国科学院自动化研究所杨鑫研究员团队研制了具有自主知识产权和技术创新的在体自发荧光断层分子影像仪，研究针对复杂特异性生物组织的成像理论、数学模型和动态快速重建算法，开展生物组织仿体和小动物病理模型的实验，并验证系统构建和算法理论。

设备在研制过程中取得关键技术原始性发明和原始性创新的知识产权，其创新点主要如下。

（1）针对成像理论，提出组织特异性模型。根据各个组织的结构和光学参数，将其分为三类：心脏和肾脏为高散射区域，肺和肝脏为低散射区域，胃和膀胱这类为含有空腔的无散射区域。对不同区域采用不同光传输模型进行描述，通过耦合边界条件，建立一个完整的具有组织特异性的光传输模型。

（2）针对重建算法，提出快速迭代阈值收缩算法、自适应选择及稀疏正则化算法、迭代重加权范数优化算法等。解决高维在体三维光源重建的成像质量和速度问题，分析重建算法的收敛性、精确性和鲁棒性，实现定性、定位和定量分析功能。完成重建算法的数值模拟计算程序和并行计算程序，以及对实验数据进行计算。

（3）针对成像设备，开发具有原创性的自发荧光断层成像原型机，获取生物体的结构和功能信息，实现多角度、高通量和动态连续成像。设备主要由荧光探测模块、信号采集和预处理模块及计算机工作站组成。完成搭建各个模块的设计、研制及模块间信号的输入/输出。经测试，系统性能良好、运转顺畅，可实现硬件与软件的联调，形成最终设备；技术参数最终已达到小动物（小白鼠与基因鼠）体内光源分辨率小于1mm，最大定位深度为30mm，时间分辨率为4min。

（4）针对系统验证，开展多层次、多角度的验证工作，设计并制作具有组织特异性的生物组织仿体，检测设备的特性，确定系统特征参数，优化系统。构建小动物病理模型，通过小动物荧光标记在体成像实验，验证光学分子影像成像理论和数理模型的准确性、可靠性和有效性，验证系统设备的功能和性能。

依托该项目研制的成像设备，开展的典型应用案例如下。

（1）针对靶向肿瘤血管生成的GX1短肽，制备针对肝癌的ICG-GX1光学特异性探针。将抗体功能化的ICG/Pluronic纳米胶囊与短肽GX1链接，制备成具有特异性的靶向探针，对合成的ICG耦联GX1微胞胶囊探针特异性靶向进行在体检测，结果显示肿瘤组织与正常组织对比明显。

（2）针对肿瘤细胞周期改变，进行多模态系统研究。通过运用不同的多模态探针，在多模态成像系统的支持下，对细胞周期DNA合成期、有丝分裂期和细胞诱导凋亡期的不同细胞类别进行定量分析。这就要求多模态成像系统能够对体内感兴趣区域进行有效区分，实现对不同细胞簇甚至不同细胞的分辨，从而有利于针对细胞周期的药物研发和探讨细胞周期改变所引起的相关肿瘤机理研究。

相关成果形成论文多篇，申请国际发明专利3项，国内发明专利14项，获授权国内发明专利5项，申请软件著作权11项。

未来可利用研制的成像设备结合多角度激发荧光成像和光声三维融合结构成像，实现特异性激发荧光三维断层分子成像和血氧功能信息获取，最终实现分子细胞、功能代谢和解剖结构三个层次的三维融合成像。

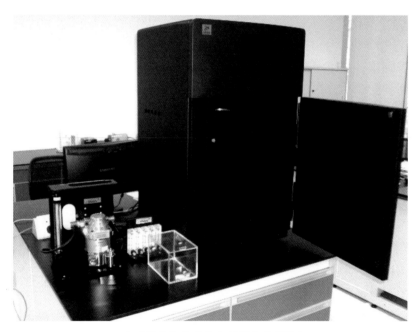

▲ 小动物在体自发荧光断层分子影像仪

惠辉，hui.hui@ia.ac.cn，中国科学院自动化研究所

# 基于高分辨率液晶可调滤光片识别皮肤坏死组织的医用多光谱成像仪

烧伤深度的判断是烧伤患者临床救治中的第一步，但目前烧伤深度的判断仍然依赖于主观指标的非精确经验。深圳大学第一附属医院吴军研究员团队研究发现，多光谱成像技术在烧伤创面深度诊断方面有优异的识别性能和良好的前景，于是一直致力于医用多光谱成像仪的研发和应用。团队应用近红外光谱技术，通过将离体实验、动物在体实验及临床试验相结合，深入研究液晶可调滤光片偏振透过率增加工艺、提取与组织结构成分密切相关的光谱特征等关键技术，并在此基础上设计研发了具有完全自主知识产权的医用多光谱成像仪。目前该仪器可实现坏死组织深度和感染情况的诊断。

该医用多光谱成像仪是团队自主研发设计的全球第一台用于皮肤相关疾病精准诊断和研究的高分辨近红外光谱成像仪，可以实现皮肤相关疾病的无创可视化诊断，打破传统的肉眼观测和病理有创检测的局限性。仪器的研制是无创非接触临床诊疗技术的重要创新，已拥有完全自主知识产权，可用于疾病的无创实时诊断和疗效的无创评估，也可为临床诊断学、细胞生物学等学科提供全新的研究设备和平台，对相关学科的发展具有重要意义。目前烧伤深度诊断系统和创面感染诊断系统等相关关键技术已申请专利，团队正在构建世界上首个人类皮肤组织的多光谱数据库。

该仪器已实现转化并作为科研仪器进行市场销售。仪器销售已取得经济效益，新增利润共计428.1万元，并在国内数家医院进行了临床研究和科学研究，取得了良好社会效益。

相关研究成果形成论文多篇、专著1部；获授权国际专利5项，获软件著作专利1项；申请发明专利3项。成果在国内进行推广应用，对提升我国外科医学整体诊断水平、促进我国外科医学发展起到了重要作用。

该仪器目前搭载了创面坏死组织深度和创面感染情况诊断的医学检测系统。未来通过增加临床试验，可实现皮肤等脏器相关疾病的无创实时诊断和疗效的无创评估。

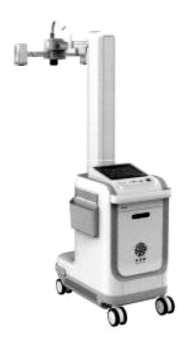

▲ 医用多光谱成像仪

吴军，junwupro@126.com，深圳大学第一附属医院

# 可实现荧光成像的显微光学切片断层成像仪

全脑神经连接信息对于研究神经系统疾病和理解信号处理机制至关重要。由于缺乏有效的研究手段，人们至今尚未在全脑范围以亚微米分辨率获得哺乳动物脑内神经环路信息的空间表征。

华中科技大学骆清铭教授团队在国际上率先成功建立可对数厘米大小样本实现轴突水平精细结构三维成像的显微光学切片断层成像系统（MOST）。研究在前期工作基础上突破了原有MOST技术只能实现吸收成像的局限，揭示荧光蛋白在塑性包埋过程中的荧光淬灭机理，发明全脑细胞构筑光学表征的方法，发展结构光照明的大容积层析快速成像方法，并与MOST技术相整合，建立能高通量同时精准获取具有细胞构筑定位信息和神经环路形态的荧光显微光学切片断层成像技术（fMOST），为在全脑范围内研究神经环路连接以及基因表达的空间表征提供了有力研究工具。

研制的仪器以 $0.32\mu m \times 0.32\mu m \times 2.00\mu m$ 的体素分辨率，成功获取国际上第一套转基因小鼠全脑的荧光断层数据集。fMOST对研究结构功能关系、神经系统的发育和疾病机理等具有重要意义。

2016年，fMOST部分专利通过挂牌转让方式，以知识产权组转让给武汉沃亿生物有限公司。产品已应用于华中科技大学苏州脑空间信息研究院等多家单位。fMOST已成为美国脑计划细胞普查网络（brain initiative cell census network，BICCN）计划中大规模、标准化地产出完整神经元形态图像的主要技术。

相关研究成果形成论文多篇，获授权中国发明专利3项。*Nature Methods* 刊发的综述正面评述团队研制的fMOST技术为"首次展示了小鼠脑内单个神经元轴突的长程追踪"。

正如高通量测序技术在21世纪助力遗传学家解码了人类基因组一样，高通量快速脑测绘技术也将彻底改变神经科学家对于脑内神经元联结方式的理解。

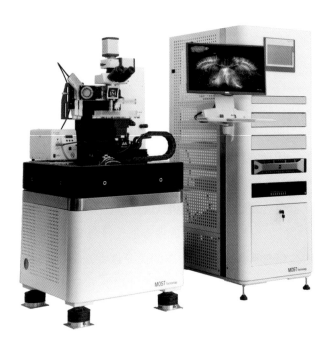

▲ 荧光成像的显微光学切片断层成像仪

施华，huashi@mail.hust.edu.cn，武汉光电国家研究中心

# 基于微流控技术的正电子发射断层（PET）显像剂模块化集成合成系统

　　PET分子影像是医学影像的重大革新，通过核医学的PET分子影像实现精准诊治是重大疾病防治的重要途径，分子影像探针是实现PET分子影像诊断的关键。分子影像探针由专用合成仪制备，但目前，我国的核医学分子影像探针合成仪大部分从欧美日等国家和地区进口，价格昂贵。现有核医学分子影像探针合成仪应用存在必须与大型医用回旋加速器配套安装、设备体积庞大、对场地要求很高、配套的放射防护装置也占地大等不足和限制。由于放射化学合成本身的特点，在使用合成仪进行反应时，反应前体必须大幅过量，这就导致成本显著增加，纯化步骤更加复杂；反应耗时长，影响产物的放射化学收率，并且难以实现现场按时按需生产；难以满足新的核医学分子影像探针研发需求，大部分合成仪只能实现单釜反应，严重制约了核医学分子影像探针的研发。因此，研发低成本、高收率、能够根据不同合成路线灵活组合的自动合成系统，对发展和推广PET分子影像技术、形成对医学和生命科学研究强有力的支撑具有重要意义。

　　浙江大学张宏教授团队建立了一种基于微流控芯片技术的模块化集成合成仪。仪器集成了微流控流体操控系统、反应控制系统、嵌入式电子控制系统、通信及远程控制系统等。微流控流体自动操控系统是该合成仪的核心，负责实现反应所需试剂的量取、驱动、装载，放射性试剂的上柱吸附、洗脱以及产物的过柱分离纯化等复杂流体操作的自动化操作与控制。系统主要由气液管路、微流控芯片、精密注射泵、多路分配阀、纯化芯片等部件构成。反应控制系统负责反应过程中多温区的升降温控制、干燥过程的气体控制以及反应物的促混等操作，主要由智能温控系统、微流控芯片反应器、精密注射泵等构成。嵌入式电子控制系统可实现对仪器整体的反应过程的控制以及过程中温度、压力的监控等。通信及远程控制系统可实现合成试验流程的编写和仪器运行远程控制与试验参数的远程监测。团队与多学科联合攻关，充分发挥微流控芯片合成技术在微小尺度下的高传质、传热等优势，突破其在快速蒸发、主动混合等方面的局限，实现超微量分子影像探针的快速合成。同时团队采用微流控芯片模块化策略，实现不同分子影像探针在同一台仪器上的合成，成功研制出国际首套具有完全自主知识产权的"PET分子影像探针微流控模块化集成合成系统"。

　　系统仅电脑主机大小，在制备时间、溶剂消耗量、设备成本等关键能耗指标上，降低了62%～98%。该技术及仪器能有效降低国内患者进行核医学检查的费用，切实惠及人民的医疗问题，扭转我国核医学设备依赖进口的现状。陈凯先院士、柴之芳院士等8位专家鉴定委员认为，该研究"有望改变我国在PET分子影像探针合成装置上对发达国家的依赖状况，推进我国核医学分子影像探针合成技术的跨越发展，为临床应用和科学研究提供了具有重大创新的核医学分子影像探针合成新工具。该研究具有很强的特色和创新性，达到国际领先水平"。

　　相关研究成果形成论文多篇，获授权专利9项。系统在由浙江省人民政府、国家自然科学基金委员会主办的"国家自然科学基金杰出科学家浙江行"活动中，被遴选为路演项目并最终获得第三名的优异成绩。成果获得教育部科技进步一等奖、中国产学研创新成果奖一等奖、中国感光学会科学技术创新奖及日内瓦国际发明展金奖等重要奖项。相关成果被新华社、中国科学报、人民日报、中国教育报等多家主流媒体报道。

　　经过进一步优化提升系统性能和推广应用，制定该系统的国内外标准，有望实现产业化和国际领跑。

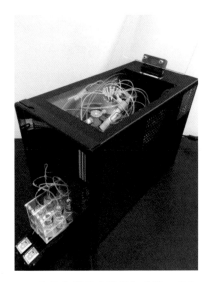 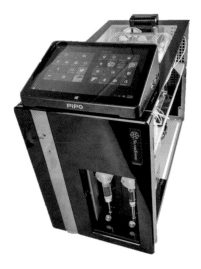

▲ 一体化小型反应器样机（第一代）　　　　▲ 微流控芯片样机（第二代）

王菁，wangjing5678@126.com，浙江大学

临床治疗

# 影像引导智能微波消融仪

影像引导经皮肿瘤消融治疗近年来发展迅速，已成为现代肿瘤治疗方法的重要组成部分。但目前市场上的热消融设备在个体治疗规划、温度场的监控等方面的问题仍未得到较好解决，且应用中对医生经验要求高，已成为该技术临床普及应用的瓶颈。

中国人民解放军总医院梁萍研究员团队在水冷微波消融仪研发、三维可视化软件开发、消融热场模拟及监控技术研究基础上，重点突破多模影像融合规划精准消融理论与技术，研制了具有自主知识产权和技术创新的影像引导智能微波消融设备，建立了计算机模拟三维热场模型并验证其准确性、三维多模态影像规划自动穿刺路径和实时热场监控及反馈，解决了消融高度依赖医生经验、疗效个体差异大等问题，使微波消融建立在更加精准、客观、规范和可预见的基础上，促进了相关科学技术的研究和临床推广应用。

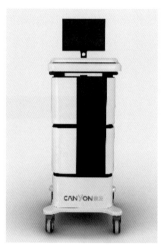

影像引导智能微波消融仪的原创性、科学价值及关键技术指标先进性如下。

将三维可视化、热场模拟及监控等数理计算技术开发的软件功能与温控水冷微波消融仪硬件整合于一体，是数理医学与影像工程学的有机结合。仪器搭建了传统消融治疗的术前科学规划、术中三维导航支撑、术后量化评估的新平台，推动基于经验和动物热场的消融治疗可量化、可调控、可规划，使肿瘤消融拓展了多领域适应证，突破了近肝门、肾门等危险疑难肿瘤消融治疗的禁区。仪器使肝癌单次消融成功率由79.7%提高到了97.7%，严重并发症发生率＜1%，对3～7cm中大肝癌的热消融治疗完全灭活率达92.6%，并开拓至腹膜后、纵隔、甲状腺、乳腺等脏器肿瘤治疗，促进了肿瘤微波消融技术的临床推广应用。该研究对肿瘤微波消融技术具有重要的临床实用价值，对我国肿瘤微波消融技术的发展，尤其是基层医疗机构的人才培养、微波消融技术普及具有重要作用。

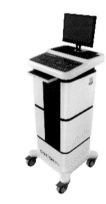

▲ 智能微波消融仪

仪器的软硬件相关材料已转化至南京康友医疗科技有限公司，并在国家市场监督管理总局注册，获得生产许可临床应用。仪器主要应用于肝、肺、肾等人体实体肿瘤的微波消融治疗，适用于放射科、介入

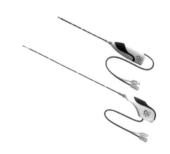

▲ 智能微波消融针

科、超声科、肿瘤科、普外科、胸外科、泌尿外科、肝胆外科等多个科室。解决了肿瘤微波消融依赖经验、缺乏空间信息直观显示和精确量化导致肿瘤消融不全或过度消融的难题。

相关研究成果形成论文多篇；获得国家技术发明奖二等奖1项，中国发明协会发明创业奖创新奖一等奖1项，中华医学科技奖二等奖2项；微波消融仪及消融电极获授权国家发明专利。

随着影像引导智能微波消融仪的研制成功与转化完成，微波消融技术更加精准、客观、规范，这将更有利于微波消融技术的临床应用推广和技术下沉，对我国肿瘤微创治疗技术的发展，尤其是基层医疗机构的人才培养、微波消融技术普及具有重要作用，必将惠及更多肿瘤患者。

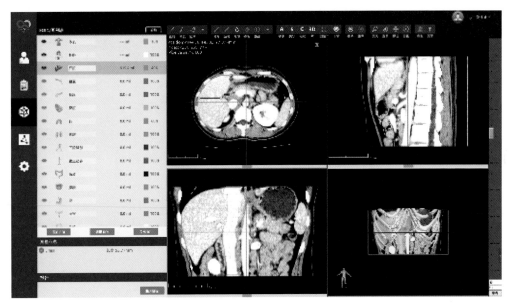

▲ 三维可视化智能消融规划系统

梁萍，liangping301@126.com，中国人民解放军总医院

# 全膝置换用人工关节的个性化设计、验证和加工仪

全膝置换是治疗膝关节炎最成功也是最有效的方式之一。随着全球人口老龄化趋势的发展，人体大关节的功能丧失情况越来越严峻，人体大关节置换的需求越来越强劲。美国3亿多人2011年全膝置换68万例，中国14亿人2020年全膝置换50万例以上，且中国全膝置换年增长率是美国的6倍，可见需求之大。国内目前所用全膝置换假体多是模块化和模具依赖化设计和生产的进口假体，因设计和制造工艺限制，只有极少肿瘤或特殊假体是个性化设计和制造的。

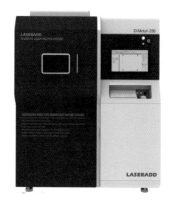

▲ 研发成果产业化设备机型
DiMetal-280

北京大学第三医院余家阔研究员团队对个性化全膝置换假体的设计参数、CT和X线片影像的个性化三维重建和定点提取要素、全膝假体计算机个性化设计方案、数字个性化假体的计算机模拟验证和修改等方面进行分项研究，再将各个分项的研究结果经过计算机软件进行集成，研发出集影像学分析、个性化数字膝关节三维重建、数字膝关节参数个性化定点提取、个性化数字全膝置换假体设计验证修改后直接进行激光3D打印的全膝置换人工关节的个性化设计、验证和加工用仪器设备。

目前国内人工膝关节产品的设计、生产和供应领域的三大问题包括：常规全膝置换假体的设计和生产工艺几乎都是进口的，常规全膝置换人工关节90%以上是进口的标准假体，只有不到1%的肿瘤或特殊畸形所需膝关节假体能实现个性化设计和制造；针对大规模生产、低医疗消费治疗和尖端技术，昂贵费用与患者个性化治疗这两个相互矛盾的医疗技术发展趋势，团队提出了低医疗消费、个性化、国人化膝关节假体；个性化假体设计需要完全符合国人膝关节几何形态，设计制造过程满足可视化、数字化，可满足患者个性化治疗的需求。

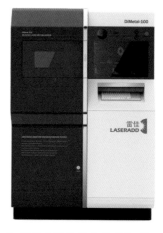

▲ 研发成果产业化设备机型
DiMetal-100

团队研究了个性化全膝置换假体设计所需的参数，并且验证了个性化假体，实现假体的匹配和手术方式的大幅度简化。个性化假体金属部件的打印和物理学检测显示，3D打印金属部件物理性能优于进口假体。

团队完成1300例膝关节CT影像学重建和膝关节数字化骨库，1740例患者全膝置换手术切骨面测量和标准个性化缺陷分析数据；初步建

立个性化参数分析设定、个性化假体设计终端子系统；根据计算机辅助验证，初步建立个性化全膝置换假体验证子系统；完成激光3D打印不锈钢、钴铬合金等金属假体终端成型加工系统，其成型体积为100mm×100mm×120mm，聚焦光斑为15～20μm，并且在一定范围内可以微调；成型钢体可精密传动，误差在5μm波动，堆积层厚在0.01～0.3mm内可调，激光扫描速度最大达到7m/s，根据加工零件的质量要求，成型零件尺寸精度可达0.05～0.2mm，成型零件的表面粗糙度控制Ra值在15～35，成型致密度可控，可获得99.9%致密度，具有预热和气体保护功能；设备打印金属钴铬合金假体适配度95%以上；完成终端整合系统，整套3D打印系统的整体水平达到国内先进、国际领先水平。

目前设备已经获得ISO 13485医疗器械体系认证；北京纳通生物科技有限公司以5000万元购买北京大学第三医院21项专利，并成功进行了成果转化，2020年12月获得第一张膝关节三类医疗器械许可证；在医疗领域获得广泛应用，北京纳通生物科技有限公司等采用DiMetal-100、DiMetal-280设备生产个性化膝关节假体。

成果形成论文多篇，申请专利25项，获授权专利19项，其中获授权发明专利9件。

团队研发的设备在个性化关节产品以及个性化硬组织修复体方面将迎来爆发式增长，预计更多的个性化硬组织修复体将在该项目成果产品上进行孵化，或者借助该项目产品进行生产制造，年新增产值预计达到2亿元以上。

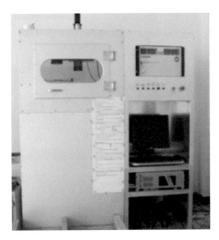

▲ 第一代原型机

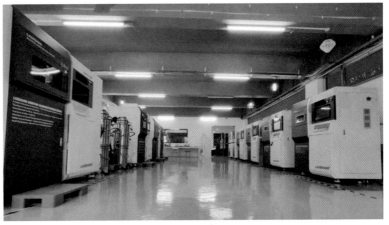

▲ 研发成果产业化平台中心

余家阔 / 宋长辉，yujiakuo@126.com/songchanghui@163.com，北京大学第三医院

# 多模态影像引导肿瘤穿刺导航机器人

肿瘤的精准诊疗是医学领域的热点研究内容之一。经过多年发展，超声引导下经皮穿刺消融技术已成为肿瘤治疗方法的重要组成部分。由于超声的低分辨率、呼吸运动、软组织形变及过度依赖医生经验等问题，消融区难以在三维空间上完全覆盖肿瘤。因此，开发用于基础实验的多模态影像引导肿瘤定位穿刺机器人，通过基础实验解决以上临床问题，对肿瘤的精准诊疗具有重大意义。

中国人民解放军总医院梁萍研究员团队以精准医疗为导向，针对现有设备存在的问题，重点突破多模态影像几何模型和呼吸运动模型，实现精准可视化显示；分析呼吸运动引起的器官节律性位移和腹压引起的柔性组织形变，构建穿刺针进针姿态和速度关联性，实现精准、量化的手术操作；研究力反馈的精确量化方法，研制基于安全预警策略的手术操作和控制方案等科学难题。多模态影像引导肿瘤定位穿刺导航机器人的研制将为业界研究学者提供一种用于精准穿刺基础实验研究的有力工具，对肿瘤适形精准消融具有重大的医学和实验价值。

多模态影像引导肿瘤穿刺导航机器人的核心关键问题的解决，有力提高我国影像引导肿瘤穿刺基础实验的研究水平，为影像引导穿刺实验研究提供精确的穿刺系统和误差评价体系。该仪器为肿瘤治疗研究提供了精准微创的新手段和新方法，对肿瘤适形精准消融具有重大的临床和实验价值，对推动学科发展、促进交叉学科融合具有重要作用。该仪器的有效工作范围 $\geq 300\text{mm} \times 300\text{mm} \times 200\text{mm}$，呼吸体模及动物实验穿刺误差 $\leq 2\text{mm}$。

团队研制的多模态影像引导肿瘤定位穿刺导航机器人主要应用于肺/肝/肾穿刺活检、微波消融、冷冻消融、置管引流和粒子植入等手术，适用于包括放射科、肿瘤外科、疼痛科、普外科、胸外科、肝胆外科、泌尿外科等科室。解决定位穿刺的精准性和可重复性问题，可在最大程度上降低个体操作的不确定性，降低人为因素的不利影响和对经验医学的依赖。设备的软硬件相关材料已提交北京市医疗器械检验所进行检测，并已在中国人民解放军总医院完成110例模型、22例动物实验。

多模态影像引导肿瘤穿刺导航机器人具有多模态医学影像几何模型构建、呼吸运动预测、器械位姿实时定位、穿刺误差量化评估、多模态影像融合、安全预警等功能，为实体肿瘤研究和治疗提供一种微创的影像引导定位穿刺新技术，为实体肿瘤基础科学实验研究提供一种评估验证测量体系，为解决实体肿瘤穿刺的基础科学实验及临床中存在的共性问题提供一种安全可控的人机协同控制操作平台。

相关成果形成论文多篇，申报国家发明专利13项；形成国际公认的、技术领先的影像导航机器人技术与医学科学研究团队。

该仪器可广泛应用于经皮穿刺领域的科学实验研究，对在影像引导下多种经皮介入穿刺技术的基础科学研究起到了全面的推动作用，将大力推进穿刺技术向精准医学目标的发展。

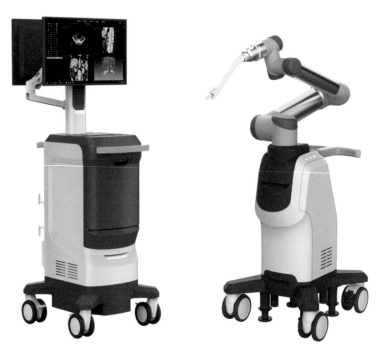

▲ 多模态影像引导肿瘤穿刺导航机器人

董立男，donglinan19880414@163.com，中国人民解放军总医院

# 多模态消化内镜系统

胃癌在我国发病率高，且早期诊断困难。现行的胃镜加活检的诊断方法主要依据肿瘤形态学改变，难以发现早期胃癌。肿瘤细胞分子功能改变早于形态学变化，研发可识别早期胃癌分子功能改变，同时提高形态学诊断精确度的全新内镜系统，将大大提前胃癌诊断与处置时间，是未来胃镜系统设计和研发的发展方向。

中国人民解放军空军军医大学吴开春研究员团队发现内窥式分子影像可以检测到消化道肿瘤的早期分子功能改变，并自主研发了契伦科夫内镜系统，探索成像算法及肿瘤在体诊断。团队在前期研究的基础上，研发全新的多模态消化内镜系统。该内镜系统将契伦科夫内镜系统、探头式共聚焦内镜系统及高清白光电子内镜系统集于一体，同时实现对组织形态、功能和显微结构三种信息实时成像，为消化道肿瘤的早期检测、预后判断等提供强有力的"一站式"工具。

跨尺度多功能多模态内窥镜融合了白光电子内镜模块、契伦科夫荧光内镜模块和激光共聚焦扫描内镜模块。白光电子内镜模块和契伦科夫荧光内镜模块集成于一套内窥镜系统中，激光共聚焦扫描内镜模块的光纤探头可通过该内窥镜系统的工作钳道抵近观察消化道病变。使用中，首先利用白光电子内镜模块，筛选消化道表面的可疑区域；再利用契伦科夫荧光内镜模块对可疑区域进行代谢功能成像，确定可疑区域是否具有高代谢特征；最后用激光共聚焦扫描内镜模块做显微分子水平成像，实现消化道疾病的白光结构、荧光功能和显微分子的跨尺度诊断。

该系统的原创性、科学价值和关键技术指标如下。

（1）创新性地将形态结构、功能分子和显微细胞三种信息融于同一套成像系统中，实现融合成像的新型内窥镜。

（2）可跨尺度地检测消化道肿瘤情况，助力消化道肿瘤的早期检测、良恶性判断、分期等临床应用。

（3）实现预定技术指标要求，整机融合后达到同类单模块相应指标的先进或领先水平。该多模态消化内镜系统分为白光电子内镜、契伦科夫荧光内镜和激光共聚焦扫描内镜三个模块，具体性能指标见下表。

白光电子内镜模块的性能指标

| 视场角 /° | 景深 /mm | 像素 | 清晰度 /P | 帧率 /fpm | 直径 /mm |
| --- | --- | --- | --- | --- | --- |
| 122 | 5～100 | 1920×1080 | 1080 | 30 | 4 |

契伦科夫荧光内镜模块的性能指标

| 白光分辨率 /mm | 荧光分辨率 /mm | 离体灵敏度 /μCi | 在体灵敏度 /μCi | 视场 /mm | 成像时间 /min |
|---|---|---|---|---|---|
| 0.1 | 0.8 | 0.3 | 1 | 30 ～ 40 | 5 |

激光共聚焦扫描内镜模块的性能指标

| 激发波长 /nm | 发射波段 /nm | 扫描速率 /FPS | 视场 /μm | 侧向分辨率 /μm |
|---|---|---|---|---|
| 488 | 560 | 12 | 330 ～ 340 | 3 |

相关研究成果形成论文多篇，获得软件著作权1项，获2019年度陕西高等学校科学技术奖一等奖、2020年度陕西省自然科学奖二等奖等。

多模态消化内镜是融合形态结构、功能分子和显微细胞三种成像信息的新型内窥镜。其有优良的成像能力，配合了高度集成且可靠稳定的硬件系统，可与功能丰富、界面人性化的软件平台、基于人工智能技术的辅助诊断相结合，期望为消化道肿瘤的早期检测、良恶性判断、分期等临床应用提供强有力的工具。

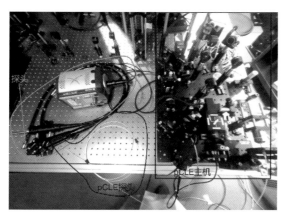

▲ 白光电子内镜和契伦科夫荧光内镜

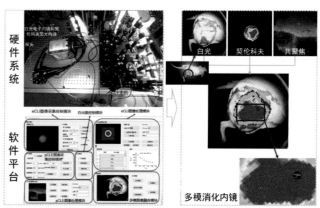

▲ 基于多模态消化内镜的胃肠道肿瘤检测平台

吴开春，kaicwu@fmmu.edu.cn，中国人民解放军空军军医大学

# ERCP 联合高压脉冲电场微创肝胆胰肿瘤精准治疗工作站

恶性肿瘤是严重威胁人类健康的重大疾病，是当前全球面临的重大公共卫生挑战。肝脏、胆道和胰腺恶性肿瘤是消化系统最常见的肿瘤类型，其起病隐匿，发病早期缺乏典型症状，多数病例在确诊时已处于中晚期，且肿瘤易侵犯邻近血管或发生远处转移，失去根治性切除的机会，多数病例只能接受以化学治疗为主的姑息性治疗。高压脉冲电场消融技术具有显著的非热消融优势，可有效保护血管、神经、组织支架等结构，对肝胆胰恶性肿瘤治疗具有潜在应用价值。近年来，内窥镜诊疗技术发展迅猛，经内镜逆行胰胆管造影（endoscopic retrograde cholangiopancreatography，ERCP）为诊断和治疗胆胰疾病提供了便捷微创的通道。

西安交通大学吕毅教授团队创新性地提出将高压脉冲电场消融技术与 ERCP 技术联合，研制 ERCP 联合高压脉冲电场微创肝胆胰肿瘤精准治疗工作站和微纳秒复合高压脉冲源，克服单纯微秒脉冲的局限，发挥微纳秒脉冲的多重靶点效应，并采用双极性方波消除骨骼肌强直和对心电活动的影响，在提升治疗效果的同时减少损伤。团队还研发柔性贴壁电极，通过 ERCP 这一便捷微创通路，将高压脉冲电场准确施加于肿瘤部位，在体研究高压脉冲电场对肝胆胰肿瘤消融的生物效应。研究的顺利实施将为肝胆胰恶性肿瘤提供更先进更微创的治疗手段，同时也极大拓展高压脉冲电场技术的治疗应用领域。

该设备研发周期为5年，包括研制多模式高压脉冲电场发生系统、研制治疗电极及导管系统、系统集成与控制软件开发、建立治疗工作站等4个研究内容。在基础研究方面，团队已完成胰腺癌、胆管癌等肿瘤细胞株在高压电脉冲作用下的生存规律数据库，阐明了"剂量—效应"关系，初步建立了数学模型。在技术研发方面，团队与苏州泰思特电子科技有限公司合作，完成微秒单极性脉冲源、纳秒脉冲源、微秒双极性脉冲源的研制，并通过第三方检测。团队与西安交通大学的机械学院和材料学院及苏州茵络医疗器械有限公司合作，完成适用于不同解剖结构的双球囊柔性贴壁电极、磁锚定同心圆电极、磁锚定单极圆形电极、双极梭形网状电极、环形双极性导管电极等电极及导管系统的设计及实验室样品加工制造。团队与西北大学合作，初步建立治疗规划系统中 CT 图像重建算法及相关软件研发，初步证实了智能控制系统中阻抗频谱评估治疗效果。团队利用已有研究平台，搭建了实验室用原理样机平台，通过鼠、兔、犬等动物实验，验证了内镜下高频复合电冲对胆道消融的操作可行性、安全性及有效性。

该设备的科学价值如下。

（1）突破内镜下高频复合电脉冲肿瘤消融设备关键技术，促进医学与工学多学科交叉融合。团队创新性地将高压电脉冲技术、柔性电子技术、磁锚定技术、内镜技术有机耦合，深入研究高压电脉冲电场肿瘤消融作用机理与设备研发关键技术。该研究将推动内镜技术、脉冲功率技术、柔性电子技术、数字医学技术及新型磁性医用材料的进步与发展，促进医学、电学、生物材料和生物医学工程学科建设，促进相关学科交叉融合。

（2）提升我国管腔肿瘤治疗水平。团队通过结合高压电脉冲肿瘤消融技术与内镜治疗技术，充分发挥高压电脉冲非热消融优势，为管腔肿瘤提供更先进的更微创的治疗手段，提高管腔肿瘤治疗的安全性与有效性，缩短手术时间，加快术后恢复，降低治疗费用，使更多的医生可以掌握肿瘤内镜下治疗技术，更多的肿瘤患者可以接受有效治疗，提升我国管腔肿瘤疾病的治疗水平。

（3）填补内镜下高压电脉冲肿瘤消融设备国际空白。目前内镜下高压脉冲电场肿瘤消融设备国内外尚无报道，我国高压电脉冲肿瘤消融设备基本依赖进口，国产设备占有率不足 20%，在相关治疗标准、技术和产品方面，均受制于人。该设备填补了高压电脉冲肿瘤消融设备与内镜技术联合的设备空白，拓展了高压电脉冲技术的治疗应用领域，打破国外同类产品的垄断地位及绝对定价权。

（4）促进我国高压电脉冲肿瘤消融设备全产业链发展。团队从理论研究、系统设计、软硬件研发和设备集成应用等多个环节出发，掌握若干核心技术和生产工艺，研发具有完全自主知识产权的高端数字诊疗装备。该研究将促进高端医疗设备创新链与产业链的有效整合和全面发展，提升医疗机构、科研院所和生产企业的医疗设备研发水平，推动我国高端医疗技术和装备的创新发展，打破国外在高端医疗设备研发领域的垄断。

相关成果形成论文多篇，申请专利 8 项。

团队针对肝胆胰晚期肿瘤的临床痛点，创新性地给予一种微创治疗手段。该仪器可突破高压脉冲电场发生系统、内镜下治疗电极以及智能化治疗操作与控制系统的若干关键技术，提高我国在内镜诊疗技术上的科研实力和应用能力，提高我国对复杂肝胆胰疾病微创精准治疗的水平，打破国外对高端医疗设备的技术垄断。同时，相关科研成果与关键技术可以拓展应用至其他管腔内恶性肿瘤、黏膜肿瘤的治疗，为应用于其他器官肿瘤治疗提供理论基础与技术支持。除应用高压脉冲电场治疗恶性肿瘤外，高压脉冲电场还可以起到杀菌消毒作用。

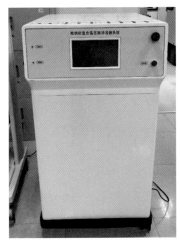 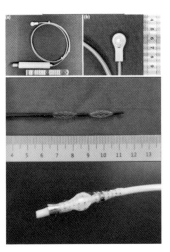

▲ 微纳秒复合双极脉冲源　　　　　　▲ 治疗电极

陈雪，Amy.chenxue@xjtu.edu.cn，西安交通大学

生物检测

# 基于智能化反馈调控的组织细胞轴向应力仿生施加及培养系统

应力的生物学作用是组织工程再生医学、运动医学等研究的主要领域，具有重要科学价值。生物应力的体外仿生水平不足会导致相关研究设备和实验平台缺乏，已成为制约该领域发展的瓶颈之一。重庆医科大学附属第三医院周强研究员团队前期已成功建立体外组织细胞轴向应力施加和仿生培养装置。团队以组织工程骨和肌腱作为轴向压与拉应力的研究对象，通过轴向应力仿生施加模型建立、动态力反馈调控应力施加技术研究和轴向应力仿生施加装置研制，实现轴向应力施加的高效仿生。团队通过研制在线式培养液成分与生化指标综合传感监测模块和整合式液液–气液物质交换器，提高现有培养液自动更新系统的物质交换效能和反馈调控性能，实现高稳态的组织细胞仿生培养，最终研制出一种基于智能化反馈调控的组织细胞轴向应力仿生施加及培养系统。该系统原理和技术的拓展应用，可为多种组织轴向应力的生物学研究及相关领域科学研究提供新的技术支撑平台。

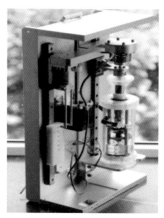

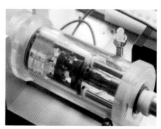

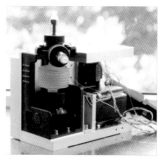

▲ 仪器样机

该仪器的原创性、科学价值及关键技术指标先进性如下。

（1）通过组织在体的受力模型，研究建立轴向应力仿生施加模式的控制软件，研制新型黏弹性材料轴向应力加载装置及实时监测和力反馈闭环调控技术，获得离体组织轴向应力施加的高效仿生，为研究应力的生物学作用提供高品质应力仿生施加技术支持。

（2）通过研制肺肾功能仿生的液液–气液整合式培养液物质交换器、在线式培养液多指标传感监测及反馈调控系统和闭环式培养液自动循环系统，实现培养液营养成分及氧气的供给和细胞代谢产物及二氧化碳排出的自动化。建立全封闭式组织细胞仿生培养技术，获得组织细胞培养环境的高度稳态和仿生，以满足力学–生物学（化学）耦合等体外研究对保持组织细胞正常生物学活性的要求。

（3）实现整机系统控制的高度智能化及运行的高度自动化和实验条件的标准化，减少实验研究的干扰因素，操作简便，是拥有自主知识产权的应力的生物学作用体外研究的高品质实验支持平台，填补了生命科学领域研究的技术空白。

持续优化智能化仿生组织培育系统的各项功能后，可实现在体外构建组织的复合生物力学刺激以及设备小型化。该仪器现主要用于血管、肌腱、骨、软骨、椎间盘的生物力学及组织工程研究。

相关成果形成论文多篇，获授权国内专利6项。

其原理和技术的拓展应用可为多种组织轴向应力的生物学研究及相关领域科学研究提供新的技术支撑平台，可推广到全国相关领域的实验室；通过材料及软硬件升级优化，可作为医疗器械进一步开展临床转化。

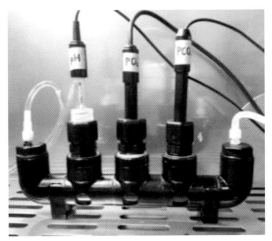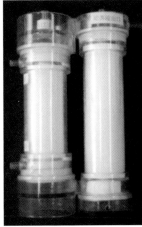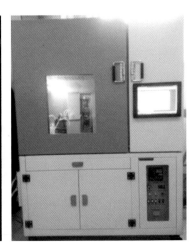

▲ 轴向应力仿生施加及培养系统

周强，zq_tlh@163.com，重庆医科大学附属第三医院

# 用于糖尿病药效学研究的多通道电化学生物传感系统及仪器

南开大学陈强教授团队针对糖尿病药物研发过程中药效学和安全性评价的实际需求，利用现代生物传感新技术并结合电化学分析技术的优势，分别采用标准的微电子机械系统（MEMS）技术工艺和静电纺丝工艺制备微型电极系统，制备了探针式和血管式电极，构建了高生物相容性的植入式生物传感识别元件，并配以微型遥测装置构成遥感探针。团队将生物传感技术与电化学分析技术有机结合，综合利用植入式动态血糖遥测技术和多通道多参数电化学分析系统，研制了专用于糖尿病药效学研究的16通道电化学生物传感系统及仪器。团队通过常规血糖检测实验和糖尿病多指标的检测实验评估了多通道电化学分析仪性能。研制的多通道电化学生物传感系统及仪器，一方面可实现体外多指标、多方法、多样本的同时检测，克服了传统检测方法和仪器在药效学研究中单指标、单样本检测的局限性；另一方面可实现对体内血糖的无线动态实时监测，弥补传统分析方法的不足，进而实现生理生化指标检测的实时化、动态化、直观化与可视化。成果对糖尿病药物药效和安全性评价以及新药开发均具有重要作用，满足基础科学研究中的迫切需求，为我国创新性科学仪器的研制进行了有益探索。

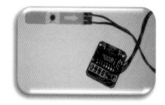

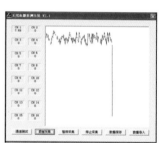

▲ 植入式微型恒电位仪遥测装置及检测结果

团队取得的原创性成果如下。

（1）针对传统血糖检测方法在药理药效研究实验中的种种弊端，团队构建理想的生物传感界面构建新方法，设计研制同时具备稳定性、灵敏性、选择性和生物相容性的遥感探针，实现体内动态血糖连续监测。

（2）采用微电子技术和数字无线通信技术，实现多个植入装置的遥测数据接收及控制，创新性研发用于实验动物药理药效学研究的多通道无线遥测系统。

（3）仪器可应用于药效学实时评价，尤其是对中医药疗法的有效性及科学性的客观量化评价。

团队分别采用标准的MEMS技术工艺和静电纺丝工艺制备针状和血管状微型电极；成功研发多种酶固定化技术，制备了一系列具有高灵敏高特异性的识别元件；成功研制遥测系统及多通道电化学分析仪；培养研究生19人；发表论文多篇；申请专利6项。

通过多通道电化学生物传感系统对体内血糖进行无线动态实时监测，可弥补传统分析方法的不足，进而实现生理生化指标检测的实时化、动态化、直观化与可视化，可直接应用于中西药研发。

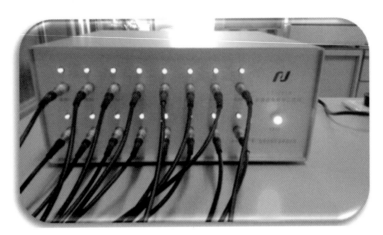

▲ 用于糖尿病药效学研究的 16 通道电化学生物传感综合分析仪器

陈强，qiangchen@nankai.edu.cn，南开大学

# 心内膜、心外膜联合标测仪

　　房颤、室速、室颤等复杂心律失常是当前心血管研究的重点，心内膜和对应心外膜区域的联合标测是复杂心律失常的特有研究需要，现有的标测手段均无法做到。三维标测系统是目前最先进的心内膜标测系统，但迫于开胸实验中对心脏的牵拉和电介质的改变，无法用于心外膜标测。

　　首都医科大学附属北京安贞医院马长生研究员团队在基于磁定位系统的三维标测与成像技术等前期工作的基础上，重点突破心内膜、心外膜联合标测技术和频谱分析等关键技术，研发心外膜多极同步标测导管等核心部件，获得心内膜、心外膜联合标测仪，使之既能在心脏位置及形态相对固定时进行标测，也可在心脏形态和位置发生变化时（如在开胸直视下研究时）进行心外膜标测，以满足复杂心律失常心外膜电生理机制研究的需要。

　　在仪器的原创性、科学价值及关键技术指标先进性方面，团队成功研发了三维磁定位标测系统、三维构图/成像软件，建立和完善了心内外膜联合标测的方法学，设计和制作了心外膜多极同步标测导管，实现了磁定位系统及三维电生理标测系统软件和硬件的融合。团队开展了一系列的动物试验，初步验证了系统的可操作性、安全性、功能性等整体性能，验证了记录电位的稳定性、导管标测的准确性、磁定位精确性等。设备既能在心脏位置及形态相对固定时进行标测，也可在心脏形态和位置发生变化时进行心外膜标测，可以初步满足复杂心律失常心外膜电生理机制研究的需要。

　　团队在前期体外试验和动物试验的基础上，将进一步改进系统性能，提高标测精度和标测速率，在设备较为完善的基础上进行临床试验。

　　相关成果形成论文多篇，课题负责人马长生医师在完成本研究期间被心血管顶级杂志 *Circulation* 聘为副主编。

　　该仪器结合了传统的电生理记录仪及程控刺激仪，能进行起搏和记录分析，可以在开胸状态下进行起搏验证消融线是否实现完全传导阻断，也可以通过起搏精确定位旁道的位置，还可以在不同部位起搏拖带心动过速，通过测量起搏后间期，明确心动过速的确切机制。

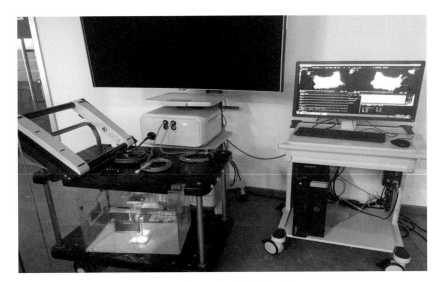

▲ 心内膜、心外膜联合标测仪

李新，leexin9907@126.com，首都医科大学附属北京安贞医院

# 天然药物中目标物快速"识别鉴定"二维色谱仪

2019年11月，科技部原副部长、中国科学院院士程津培指出："我是研究化学的，深知仪器设备重要。2017年诺贝尔化学奖奖给美国、瑞士和英国的三位科学家，因为他们研制出了冷冻电镜……到了2000年，我渐渐看到，做科学仪器的科研人员确实是越来越少了……"。在2020年全球排名前20的分析仪器公司中，美国占11家，欧洲占5家，日本占4家，无一家是中国的，科学分析仪器已经长期被国外公司垄断。故1998年以来，国家自然科学基金委员会设立的科学仪器项目是一个极具前瞻性的战略布局。

西安交通大学贺浪冲教授团队围绕药物创制与临床应用产业链，着力突破药物识别分析关键技术，研发高端药物识别分析装备，提升创新药物发现效率、药品质量控制标准和临床精准用药水平，实现涉及仪器装备研发企业、制药行业、医疗行业等多个产业链的协同发展，促进我国制药行业向中高端转型升级，提升行业的国内外竞争力和创新研发能力，推动医药分析装备新兴产业发展。在药物创制与临床应用产业链上攻克创新技术，形成新兴产业，促进我国制药行业转型升级，提升我国精准医疗水平，将产生巨大的经济效益和显著的社会效益。

2018年，以张伯礼院士为组长的专家组通过鉴定认为，该研究面向临床用药安全性的需求，思路新颖，技术创新优势明显，达到国内首创、国际先进水平，提高了中药注射液质量控制水平和临床使用安全性。其关键技术指标先进性包括：仿生色谱条件，可生物识别目标物，具有高特异性和选择性；可检测系统低压运行（最大操作压力为10MPa）；有二维分析系统提升分离能力，可增加检出容量；有大数据比对系统扩展定性功能；可兼容一般色谱分析系统和检测系统。

相关研究成果形成论文多篇，申请国内外专利14项，获得2012年度国家技术发明奖二等奖，2018年度陕西省科学技术奖一等奖。

在该仪器的研制基础上，团队获批广东省产业化项目5000万元，以人工智能与数字经济广东省实验室（广州）为基地，开展智能分析装备的产业化和工程化。成立"医药智能分析中心"，利用仿生识别和人工智能技术等进行医药智能分析装备工程化和转化任务，实现药物精准治疗、新药发现中分析装备的自动化和智能化。项目以人工智能为突破口，利用大数据分析、软件自主学习，将海量数据、理论公式、互联网效信息等整合，构建分析仪器数据库，实现药物的智能化分析，促进了医药智能分析装备新兴产业形成，带动区域数字经济发展。

CMC·2D/TDM型分析仪是专用于临床治疗药物监测的分析装备，具有高通量生物识别和二维快速分析的特点。该仪器能够实现对复杂生物样品（如血液、尿液等体液）中目标药物的高效识别富集和快速含量测定（由传统液相测定2样品/时提升到40样品/时），实现治疗药物的高通量实时监测。整合医院信息系统（HIS）患者大数据与智能分析系统的处理分析数据，可为患者治疗过程中合理用药及个性化用药提供技术支撑和临床指导方案。该装备保障患者药物使用的有效性、时效性、准确性，全面提升药物使用的安全性，在医疗系统、药品监督管理系统及公安物证鉴定机构中具有广阔的应用前景。

2D/CMC-配体/受体作用分析仪是基于细胞膜色谱（CMC）的理论和技术，专用于研究药物与受体相互作用的分析仪器。该仪器具有药物体内作用过程的体外仿生模拟功能，可直接表征药物-膜受体的作用强度、作用靶点、作用力类型等，揭示靶向药物作用规律。该仪器可结合大数据与智能分析系统，实现海量数据的处理分析，显著提高创新药物发现效率，为创新药物发现提供有效分析手段。该仪器将极大推动医药企业不断创新和转型升级，提高医药企业的国内外竞争力和创新研发能力。

2D/CMC-中药注射液类过敏物分析仪

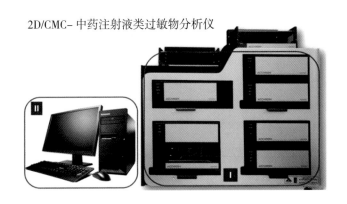

Ⅰ：二维分析系统；Ⅱ：智能分析系统
▲ 2D/CMC-中药注射液类过敏物分析仪

CMC·2D/TDM-2020 型

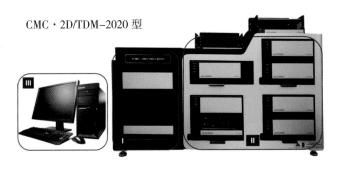

Ⅰ：全自动样品处理系统；Ⅱ：二维分析系统；
Ⅲ：智能分析系统
▲ CMC·2D/TDM-2020 型分析仪

韩省力，slhan2008@xjtu.edu.cn，西安交通大学

# 基于呼出气体标志物快速检测的早期胃癌预警与诊断仪

我国胃癌的发病率位居全国癌症第二，病死率位居第三。早期胃癌的发现率低于20%，解决胃癌的预警与早期诊断难题具有巨大的临床需求。人呼出气体图谱能反映人体的健康状态，呼气分析是一种非侵入式、灵敏、特异、无创、低成本、快速、安全、高效的诊断方法。

上海交通大学崔大祥教授团队筛选出的胃癌气体标志物具有独一无二的拉曼光谱，证明了PLC-Epsilon-1酶能区别胃癌与非癌组织。团队在此基础上，合成PLC-Epsilon-1能分解的底物。患者口服后，早期胃癌患者通过PLC-Epsilon-1的分解作用，会产生胃癌气体标志物，正常人则不会产生胃癌气体标志物。团队还研制带有银微球整体柱的微流控分型芯片与拉曼光谱检测器件组装成仪器，编辑控制与分析软件，实现采集的气体自动进样，利用空心银微球增强拉曼光谱检测信号原理，实现胃癌气体标志物的超敏感检测，达到早期胃癌的预警与诊断目标。研制的仪器已通过临床验证，可实现胃癌气体标志物无创、敏感、快速、特异性检测，为进一步仪器优化研制与临床转化应用奠定坚实基础。

检测原理由团队首次提出：团队发现PLC-Epsilon-1只在胃癌组织中高表达，在萎缩性胃炎中低或无表达，因此，此酶只在胃癌情况下能分解底物产生气体，可用于鉴别胃组织的癌变发生。带孔空心银微球制备的原理方法也是国际首次报道，并证明能显著增强拉曼分子的检测信号，达到$10^{-15}$m，可实现单分子检测。团队在微流控通道中设计带有空心银微球柱，目的是增加拉曼的检测灵敏度，此系统中采用的拉曼光谱仪器件解决了气体检测的特异性问题。利用呼吸气体进行胃癌的预警与早期诊断，是推动科学前沿的创新与加快临床转化应用的重要切入点。

团队制备出带孔的空心银微球与含银微球的整体柱，能够吸附气体成分；编制的软件能够控制整个系统工作，实现自动进样，获取拉曼光谱后自动进行比配分析，给出结果判断，自动形成数据库。呼吸气体成分检测极限浓度范围为$10^{-10}\sim10^{-6}$mol /L，可定量检测，特异性≥95%，检测时间≤30min。

该仪器可以筛选出14种呼出气体标志物，能够区分早期胃癌、进展期胃癌与健康人。团队还研制出定型的呼气检测仪器系统。通过200例临床标本验证，早期胃癌的特异性达94.1%，灵敏度达87.3%；进展期胃癌的特异性达92%，灵敏度达89.9%。

成果形成论文多篇、专著1部；授权发明专利13项，软件著作权4项；获教育部技术发明奖一等奖1项，中国发明协会发明创业奖一等奖1项。

该仪器不仅可用于筛查早期胃癌、中晚期胃癌患者与幽门螺杆菌阳性患者，也可以测量其他疾病特异性标志物，如用于筛查肺癌、糖尿病、肠道疾病等，应用前景广阔。

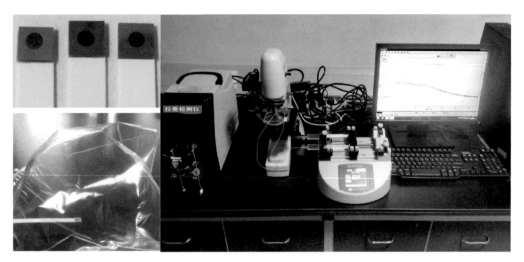

▲ 胃癌预警与诊断仪器

崔大祥，dxcui@sjtu.edu.cn，上海交通大学

# 活细胞原位检测与多模信息分析仪

流行的 $CO_2$ 恒温培养箱、荧光标记和显微镜成像方法已经不能满足活细胞原位检测分析的使用要求，电镜、近场光学、随机光重建技术等高分辨率测量方法又不适合用于活细胞在线检测。因此生命科学和医学前沿领域亟须发展集细胞培养、细胞结构与功能信息无损检测于一体的先进技术与新型科学仪器，这些在单细胞分析、复杂细胞功能研究与重要细胞事件的发现中至关重要。

清华大学黄国亮教授团队研究了一种活细胞原位检测与多模信息并行分析技术，其将微流控芯片细胞培养、单细胞捕获、细胞电阻抗测量、大数值孔径长工作距离的亚细胞显微成像、光纤传感细胞代谢测量以及白光干涉光谱移动超分辨率检测等核心技术集成在一起，开发出多种关键元器件，通过系统集成，研制出了新型活细胞原位检测与多模信息分析仪。研制仪器的主要性能指标：微流控芯片细胞培养、单细胞捕获原位测量、亚细胞成像工作距离超过15mm、纵向检测分辨率2nm、能够实现3种以上活细胞结构功能信息的可视化与在线检测分析。

团队开展活细胞原位检测与多模信息分析仪器研究，通过4年的研究开发工作，顺利完成各项指标，取得如下几个方面的研究成果。

（1）发展了一种白光干涉光谱移动超分辨率检测方法，具有分类编码/解码和分子非标记检测功能，能突破光学衍射极限，实现优于2nm的纵向检测分辨率，厚度测量范围为0～4.5μm，实现了蛋白、核酸分子的非标记超分辨率测量，比常规薄膜干涉方法的分辨率提高10倍、厚度测量范围提高近20倍。

（2）设计了一种长工作距离高倍放大成像检测系统结构，其工作距离为18mm、分辨率为2500lp，并完成镜头样品试制，解决了传统显微技术中高倍放大成像工作距离很短的技术难题。

（3）研制出多功能细胞培养检测微流控芯片、单细胞定位电阻抗测量微流控芯片，进行了单个活细胞（受精卵）的原位培养与光学成像、电阻抗测量、单细胞（A549）非标记超分辨率高光谱测量等三模信息的无损原位测量实验研究。

（4）构建了光纤传感光谱测量模块、二维纳米分辨率运动控制扫描平台、多轴运动控制系统、单细胞电阻抗测量等多种关键功能模块，并进行系统集成，研制活细胞原位检测与多模信息分析仪器的原型系统样机1台，可以满足生命科学和医学前沿研究领域的活细胞、核酸、蛋白分子的非标记原位检测应用需要。

（5）项目研制仪器原形系统样机实际达到的主要性能指标有：实现单细胞培养原位在线4种模式并行检测，亚微米分辨率高倍成像工作距离为18mm，纵向分辨率为±1nm，芯片细胞培养温控精度为0.04～0.06℃，能对活细胞进行原位在线测量，并行获取4种模式的细胞信息，包括18mm工作距40倍放大亚细胞显微成像、白光干涉±1nm超分辨率纵向测量、细胞生长发育过程的电阻抗测量和高光谱分析三维重建等细胞形态结构与功能信息。

成果形成论文多篇、专著1部，申请发明专利12项，获授权发明专利5项。

该仪器可以广泛应用于生命科学与医学前沿基础科研、临床医疗、药物筛选、卫生防疫等领域，目前正在结合具体实际应用进行样机定型开发。具体应用前景如下。

（1）与显微镜配套使用，可以广泛应用于生命科学与医学前沿基础科研和其他需要进行活细胞培养显微成像检测的领域。

（2）独立使用，可以在白光干涉超分辨率非标记原位成像、单细胞断层成像、干质量测量等方面，满足亚细胞水平的活细胞动态测量研究应用需要。

（3）多模态联合使用，可以从明场、荧光、电阻抗、高光谱等方面对活细胞进行半定量测量，满足药物筛选、癌细胞良恶性判断等临床医疗应用需要。

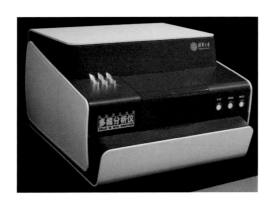

▲ 活细胞多模分析仪原型样机

黄国亮，tshgl@tsinghua.edu.cn，清华大学

# 全自动流式细胞超声标记仪

细胞治疗是近年来快速发展和极具潜力的一种疾病治疗方法，磁共振分子影像是活体细胞示踪、定量和评估最有效的影像学工具。目前仍缺少一套既可以进行细胞标记，又可以对被标记细胞进行特性分析的标准化仪器。

中国科学技术大学邱本胜教授团队研制了一种全自动流式细胞超声标记仪（automatic flow cytomagnetosonoporation，FCMSP），用于对细胞进行连续磁标记和对被标记细胞进行特性分析。该仪器基于超声声孔效应将细胞标记上磁共振造影剂，基于微流控技术和膜分离技术洗涤被标记的细胞，基于惯性分离和材料磁性分选被标记的细胞及定量标记物，基于阻抗法计量和分析细胞。该仪器包括流动进样、细胞超声标记、细胞洗涤、细胞分选与载磁量化、细胞计数与活性分析等子系统，用流式细胞技术实现对细胞的自动连续标记和分析，并完成对不同类型细胞的标记参数进行自动优化和实验评估。该仪器为磁纳米粒子标记细胞提供快速、自动、高效、安全、无菌和标准的一体化技术平台，有助于推动细胞治疗的基础研究和临床应用。

该仪器结合了先进的微流控技术、超声标记技术和磁性分选技术等，具有很强的原创性。

（1）该仪器是集细胞标记、处理和分析一体化的全自动流式细胞超声标记仪，团队针对细胞疗法的标准化要求，提出多参数优化磁性材料标记细胞的方法，属于设计创新。

（2）提出了"流式标记"的理念，发展了流式标记技术和弹性聚焦标记技术，可实现连续、批量地标记细胞，属于原理创新。

（3）发展了预分离–分流过滤细胞洗涤技术，在高效、安全去除细胞外标记材料的同时也能够获得高细胞回收率，属于设计思路创新。

（4）发展了细胞磁载量分布分析技术，可高精度快速量化细胞标记率、细胞磁载量、磁性材料利用率等关键参数，属于设计创新。

（5）揭示了FCMSP磁性标记细胞的功能完整性，实现了在体细胞的磁共振成像示踪，完成了标记细胞的安全性和有效性评估，属于应用创新。

（6）仪器采用功能化子模块模式搭建，由子模块实现关键功能，其技术指标相较现有其他方法有明显先进性。其中，流动进样子系统实现了可控的细胞密度、磁性材料浓度、流量、自动溶液配给以及自动系统清洗；细胞超声标记子系统实现了高的细胞标记率、磁载量和活性；细胞洗涤子系统实现了高的洗涤效率、细胞回收率和存活率；细胞分选与磁载量化子系统实现了高的分选准确率以及低细胞损失；细胞计数与活性分析子系统实现了高细胞计数与死活分析准确率。该仪器搭建了相应支持平台与控制系统，可控制系统参数、监控系统安全、实时显示进程并优化仪器性能。

　　研制的全自动流式细胞超声标记仪既有团队前期工作基础的支撑，也有重要的技术创新，为磁共振分子影像无创评估细胞移植和治疗提供重要的手段，为细胞疗法的标准化研究提供有效的评价工具，具有重要的科学价值和临床应用价值。团队目前已完成仪器样机的研制，正在成立公司、开展技术转化。相关成果形成论文多篇，申请专利4项。

　　团队结合并发展超声技术、微流控技术、膜分离技术、槽道分离技术、磁分选技术以及阻抗分析技术，研制的仪器实现全自动流动进样、细胞标记、细胞洗涤、细胞分选、标记定量、细胞计数和活性分析，实现对细胞的自动、连续、批量标记和分析以及对不同类型细胞的标记参数的自动优化，目前在国际上还没有同类仪器。该仪器提供了一个快速、高效、安全、无菌、方便、标准和一体化的全自动细胞标记平台，有助于推动细胞治疗的基础研究和临床转化研究的进程，具有广泛的应用前景。

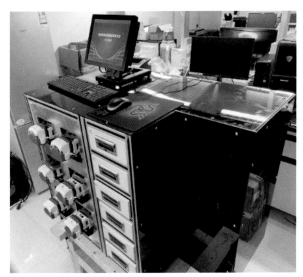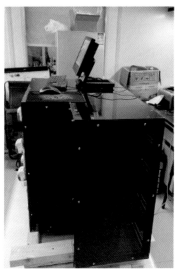

▲ 全自动流式细胞超声标记仪正视图和侧视图

丁卫平，wpdings@ustc.edu.cn，中国科学技术大学

# 面向稀有循环肿瘤细胞的非标记精准检测仪

癌症已成为影响人类生命健康的重大疾病，其发病率和病死率日益剧增。癌症致死的重要原因为复发转移导致的病情恶化，实现癌症复发转移早期诊断和有效评估是提高癌症治愈率、延长生存期的关键。由原始病灶脱落渗入外周血液的稀有循环肿瘤细胞是造成癌症复发转移的"种子"，循环肿瘤细胞的检测具有比先进造影、血液标志物检测更高的精度和更早的预判能力，被称为"液体活检"技术，具有重要的临床诊治和科学研究价值。

传统的金标准循环肿瘤细胞检测技术基于细胞表面特异性蛋白的免疫磁分选方法和荧光染色技术实现，存在操作工序复杂、成本高、适用面狭窄及检测精度低等缺陷，无法满足稀有循环肿瘤细胞快速、精准检测的需求，且无法分离获得活性循环肿瘤细胞用于后续定量生物学研究和体外抗癌药物筛选。

针对上述问题，东南大学倪中华教授团队利用生物微机电系统技术，依托微纳制造原理方法，实现血液中稀有循环肿瘤细胞的快速、非标记分选和精准检测。研究涉及微流体环境下细胞操控机理和精准检测基础科学问题及技术方法。

团队围绕癌症诊断这一重大民生健康需求，利用生物微机电系统技术，开发出面向稀有循环肿瘤细胞的非标记精准检测仪器，取得的原创性成果总结如下。

（1）操控机理上，满足高通量、精准操控需求，给出多物理场作用下细胞迁移路径和主动调控机理，建立细胞运动精准调控的理论模型。

（2）操控方法上，建立融合多物理场和多模式作用的粒子耦合受力模型，开发基于有限雷诺数下惯性效应的高通量分选操控方法，实现尺寸差异 $2\mu m$ 细胞的高通量分选。

（3）检测方法上，建立满足高通量、精准检测需求的多模式物理检测模型，开发基于细胞多电指纹参量差异的非标记、精准检测方法，检测通量和精度优于国际同类时新技术。

（4）工艺和装备上，创新研制出可实现外周血液中稀有循环肿瘤细胞快速、非标记分选和检测的新概念微流控仪器样机，建立面向一次性可抛弃使用的低成本薄膜芯片的快速制备工艺，克服金标准免疫生化方法存在的技术瓶颈。

基于上述基础理论成果和技术方法创新，团队还开发了可实现外周血液中稀有循环肿瘤细胞快速、非标记分选和检测的微流控仪器。

团队研发的循环肿瘤细胞高通量非标记分选微流控仪器已在多家三甲医院得到了应用，该仪器的核心模块采用低成本、可抛弃的聚合物薄膜微流控芯片；采用"8核"螺旋流道惯性微流控芯片并行设计，通量高达 1.3mL/min；集成被动流量调节阀以稳定样品流量，使得仪器分选性能摆脱驱动流量扰动的影响。开发的仪器可快速从血液中分离获得活体的稀有循环肿瘤细胞，两次分选后，血细胞去除率达99.5%以上，肿瘤细胞回收率85%以上，获得肿瘤细胞的活度大于95%。

相关研究成果形成论文多篇；申请发明专利20余项，PCT专利3项。

该仪器通过捕捉血液中极其稀少的循环肿瘤细胞来监测癌症的复发和转移，具有比传统造影技术更加准确发现复发转移的可能，对指导治疗方案和术后的巩固治疗具有重要的帮助。开发的技术有望为癌症复发的早期诊断、治疗效果的有效预后评估及体外抗癌药物的筛选提供新型"液体活检"工具手段，具有重要的潜在经济和社会价值。

该仪器能快速富集大体积样品中稀少的致病菌，解决疾病检测中最具挑战的样品富集问题，在重大疫情的监控方面具有潜在的应用价值。

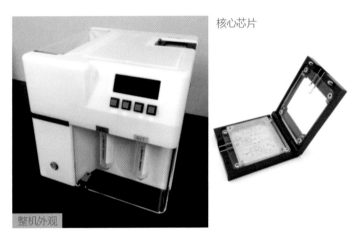

▲ 循环肿瘤细胞高通量非标记分选微流控仪器

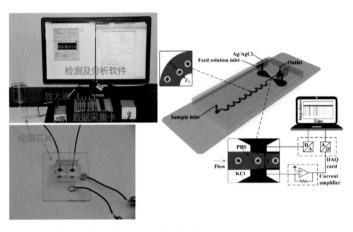

▲ 循环肿瘤细胞电阻抗非标记检测仪器

倪中华，nzh2003@seu.edu.cn，东南大学